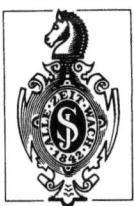

ARDS Adult Respiratory Distress Syndrome

Akutes Atemnotsyndrom des Erwachsenen

Herausgegeben von
G. Wolff, R. Keller und P. M. Suter

Mit Beiträgen von
H. Bachofen   M. Bachofen   B. Buchmann   P. Dalquen
M. Dittmann   K. E. Frede   P. Frey   J. P. Gardaz   W. Glinz
F. Harder   H. Herzog   Y. Kapanci   R. Keller   K. Lehmann
G. Marbet   P. Mo Costabella   A. Perruchoud   W. W. Rittmann
R. Ritz   F. Roth   E. Rubli   T. Saldeen   K. Skarvan
U. Steenblock   P. M. Suter   M. Tschan   G. Wolff

Mit 72 Abbildungen

Springer-Verlag Berlin Heidelberg New York 1980

Privatdozent Dr. G. WOLFF
Abteilung für Intensivmedizin, Departement für Chirurgie
Kantonsspital, CH-4031 Basel

Privatdozent Dr. R. KELLER
Medizinische Klinik
Kantonsspital, CH-5001 Aarau

Privatdozent Dr. P. M. SUTER
Soins Intensifs Chirurgicaux
Institut d'Anesthésiologie, CH-1211 Genève

ISBN 978-3-662-00742-6   ISBN 978-3-662-00741-9 (eBook)
DOI 10.1007/978-3-662-00741-9

CIP-Kurztitelaufnahme der Deutschen Bibliothek
Akutes Atemnotsyndrom des Erwachsenen =
Adult respiratory distress syndrome/hrsg. von G. Wolff...
Mit Beitr. von H. Bachofen...
Berlin, Heidelberg, New York: Springer, 1980.

ISBN 978-3-662-00742-6
NE: Wolff, Gunther (Hrsg.); Bachofen, Hans
(Mitarb.); PT

Das Werk ist urheberrechtlich geschützt Die dadurch begründeten Rechte, insbesondere die der Übersetzung, des Nachdruckes, der Entnahme von Abbildungen, der Funksendung, der Wiedergabe auf photomechanischem oder ähnlichem Wege und der Speicherung in Datenverarbeitungsanlagen bleiben, auch bei nur auszugsweiser Verwertung, vorbehalten.

Bei Vervielfältigungen für gewerbliche Zwecke ist gemäß §54 UrhG eine Vergütung an den Verlag zu zahlen, deren Höhe mit dem Verlag zu vereinbaren ist.

© by Springer-Verlag Berlin · Heidelberg 1980.
Softcover reprint of the hardcover 1st edition 1980

Die Wiedergabe von Gebrauchsnamen, Handelsnamen, Warenbezeichnungen usw. in diesem Werk berechtigt auch ohne besondere Kennzeichnung nicht zu der Annahme, daß solche Namen im Sinne der Warenzeichen- und Markenschutz-Gesetzgebung als frei zu betrachten wären und daher von jedermann benutzt werden dürfen.

2119/3130-543210

Vorwort

Auf der Jahresversammlung der Schweizerischen Gesellschaft für Intensivmedizin im November 1977 in Regensdorf/Zürich wurde als eines der Hauptthemen die sog. „Schocklunge" eingehend behandelt. Dieser Anlaß hatte zur Bildung einer Arbeitsgruppe aus namhaften intensivmedizinischen Zentren der Schweiz geführt und gab sozusagen den Startschuß, den Problemen des "adult respiratory distress syndrome" (ARDS) auf breiter Basis nachzugehen. Der vorliegende Sammelband präsentiert nun unter der Koordination der drei Herausgeber das heutige Wissen über dieses doch oft recht geheimnisvolle Krankheitsbild. Die Schweizerische Gesellschaft für Intensivmedizin ist stolz, daß dieses Werk entstehen konnte, und wünscht ihm die Beachtung und Verbreitung, die es ihrer Ansicht nach verdient.

Zürich, Januar 1980
P. Frey
Präsident der
Schweizerischen Gesellschaft
für Intensivmedizin

Inhalt

1   ARDS: Ein klinisches Syndrom – eine morphologische Einheit
    R. Keller, G. Wolff und P. M. Suter 1

2   Die Klinik des ARDS
    E. Rubli und F. Roth (Mit 6 Abb.) 3

    Klinische Symptome 4
    Mitbeteiligung anderer Organe 13
    Verlauf und Prognose 17
    Literatur 17

3   Pathologie

3.1 Die morphologischen Veränderungen beim ARDS
    M. Bachofen, H. Bachofen und F. Roth (Mit 7 Abb.) 19

    Literatur 28

3.2 Histologische und experimentelle Untersuchungen beim ARDS
    P. Mo Costabella, P. M. Suter, T. Saldeen und Y. Kapanci
    (Mit 7 Abb.) 29

    Histologische Beobachtungen beim Menschen 29
    Experimentelle Untersuchungen 33
    Literatur 36

4   Pathophysiologie und Untersuchungsmethoden

4.1 Hämodynamische Veränderungen
    G. Wolff, M. Dittmann, K. E. Frede, B. Buchmann, K. Skarvan und
    W. W. Rittmann (Mit 23 Abb.) 37

    Folge und Ursache 37
    Frühe Folgen von Schock und Trauma 39
    Späte Folgen von Schock und Trauma 53
    Hämodynamische Folgen des ARDS 60
    Literatur 61

4.2 Hämodynamische Folgen der maschinellen Beatmung
   P. M. SUTER 63

   Literatur 65

4.3 Atemmechanische Veränderungen beim ARDS
   P. M. SUTER (Mit 4 Abb.) 66

   Einleitung 66
   Patienten und Methodik 66
   Resultate und Diskussion 67
   Schlußfolgerungen 70
   Literatur 71

4.4 Die Störung des pulmonalen Gasaustausches beim ARDS
   H. BACHOFEN, M. BACHOFEN und F. ROTH (Mit 5 Abb.) 72

   Einleitung 72
   Der funktionelle Totraum (V_{Df}) 73
   Der Rechts-links-Shunt 74
   Für die praktische Behandlung entscheidende Meßwerte . . . 77
   Literatur 78

5 Die akute respiratorische Insuffizienz (ARI) und das Adult Respiratory
   Distress Syndrome (ARDS)
   G. WOLFF, M. DITTMANN, K. LEHMANN, U. STEENBLOCK, F. HARDER
   und P. DALQUEN (Mit 10 Abb.) 79

   Grundsätzliches zum diagnostischen und therapeutischen Vorgehen . . 79
   Die bisher aufgeschobene Operation 83
   Die Indikation zur Respirator-Therapie 85
   Durchführung der Beatmung 86
   Ergebnisse von Prophylaxe und Therapie 89
   Respiratorische Insuffizienz und ARDS –
      Fettembolie und Fettemboliesyndrom 93
   Literatur 94

6 Pulmonale Infektionen beim ARDS

6.1 Die sekundäre bakterielle Infektion
   W. GLINZ (Mit 4 Abb.) 95

   Klinik und Diagnose der bakteriellen Superinfektion . . . 95
   Epidemiologie 96
   Verlauf 96
   Bakteriologische Befunde 99
   Therapeutische Überlegungen 99
   Literatur 101

6.2 Primäre Pneumonie und ARDS
R. Keller und A. Perruchoud (Mit 4 Abb.) 102

Literatur 108

7   Spezielle medikamentöse Maßnahmen

7.1 Die Bedeutung der Kortikosteroide in der Prophylaxe und Behandlung
    des ARDS
    A. Perruchoud, R. Keller, R. Ritz und H. Herzog. 109

Literatur 111

7.2 Die Bedeutung der Antikoagulantien-Therapie.
    Blutgerinnung und ARDS: Medikamentöse Angriffspunkte
    A. Perruchoud, G. Marbet, M. Tschan, R. Ritz und H. Herzog
    (Mit 2 Abb.) 113

    Heparin 113
    Fibrinolyse 116
    Proteasen-Inhibitoren 117
    Thrombozytenhemmer 117
    Schlußfolgerungen 117
    Literatur 118

7.3 Veränderungen des Surfactant-Systems beim ARDS: Pathogenese und
    Therapie
    P. M. Suter und J. P. Gardaz 119

    Pathophysiologie 119
    Therapeutische Ansatzpunkte 120
    Schlußfolgerungen 121
    Literatur 121

8   Zusammenfassung und Ausblick
    G. Wolff, R. Keller und P. M. Suter 123

Sachverzeichnis 125

Mitarbeiter

Die Anschriften sind jeweils beim Beitrag angegeben

BACHOFEN, H.   19, 72
BACHOFEN, M.   19, 72
BUCHMANN, B.   37
DALQUEN, P.   79
DITTMANN, M.   37, 79
FREDE, K. E.   37
GARDAZ, J. P.   119
GLINZ, W.   95
HARDER, F.   79
HERZOG, H.   109, 113
KAPANCI, Y.   29
KELLER, R.   1, 102, 109, 123
LEHMANN, K.   79

MARBET, G.   113
MO COSTABELLA, P.   29
PERRUCHOUD, A.   102, 109, 113
RITTMANN, W. W.   37
RITZ, R.   109, 113
ROTH, F.   3, 19, 72
RUBLI, E.   3
SALDEEN, T.   29
SKARVAN, K.   37
SUTER, P. M.   1, 29, 63, 66, 119, 123
STEENBLOCK, U.   79
TSCHAN, M.   113
WOLFF, G.   1, 37, 79, 123

1 ARDS: Ein klinisches Syndrom – eine morphologische Einheit

R. Keller[1], G. Wolff[2] und P. M. Suter[3]

In der Akutmedizin wird seit einigen Jahren ein Krankheitsbild ganz besonders eingehend studiert, das sich dem Kliniker mit der Trias

akute Atemnot
disseminierte interstitielle Lungenveränderung
progressive respiratorische Insuffizienz

präsentiert. Das Eigenartige und zugleich Charakteristische dieser Lungenerkrankung ist die Beobachtung, daß sie sich zumeist unerwartet im Anschluß an eine Vielzahl pulmonaler wie auch extrapulmonaler, akuter Erkrankungen bei Patienten mit vorgängig gesunden und intakten Atmungsorganen entwickeln kann. Auf der Suche nach den verantwortlichen, möglicherweise auslösenden Mechanismen wurden seither diverse Krankheitszustände und Noxen angeschuldigt und dafür u.a. die Begriffe „posttraumatische Pneumonie", „kongestive Atelektase", „Beatmungslunge", „Schocklunge" etc. geprägt. Inzwischen hat man aber erkannt, daß all diesen Bezeichnungen doch ein einheitliches Krankheitsbild sowohl bezüglich der klinischen Symptomatik als auch der morphologischen Veränderungen zugeordnet werden muß. Damit handelt es sich nicht um eine ätiologisch definierte Erkrankung, sondern vielmehr um eine unspezifische, wenngleich identische Reaktionsform der Lunge auf zahlreiche auslösende Grundkrankheiten. Es ist deshalb sinnvoll und auch didaktisch notwendig, die bisher zu eng begrenzenden Bezeichnungen in einem einzigen Begriff zu vereinen, einem Begriff, der das Syndrom einerseits möglichst zutreffend charakterisiert, andererseits aber die Vielzahl der möglichen Ursachen mit berücksichtigt. Der in angelsächsischen Fachkreisen zunehmend verwendete Ausdruck ARDS (adult respiratory distress syndrome) entspricht noch am ehesten diesen Forderungen und ist im deutschen Sprachbereich ebenfalls zutreffend als „akutes Atemnotsyndrom des Erwachsenen" eingeführt.

Dabei sind wir uns bewußt, daß in der Klinik auch dieser Ausdruck mißbraucht oder unkorrekt verwendet werden wird, denn nicht jede respiratorische Insuffizienz mit interstitiellen Lungenveränderungen ist ein ARDS, und nicht jedes ARDS präsentiert sich mit den lehrbuchmäßigen Merkmalen! Wegleitend für die

---

1 Medizinische Klinik, Kantonsspital, CH-5001 Aarau
2 Abteilung für Intensivmedizin, Departement für Chirurgie, Kantonsspital, CH-4031 Basel
3 Soins Intensifs Chirurgicaux, Institut d'Anesthésiologie, CH-1211 Genève

klinische Diagnose eines ARDS mögen denn die folgenden grundlegenden Kriterien Beachtung finden:

Symptomatik – Dyspnoe
– Hypoxämie
– disseminierte interstitielle Lungenveränderungen im Röntgenbild
Anamnese – stets sekundäre Lungenerkrankung
Entwicklung – meist progredienter Verlauf.

Der Einheit der klinischen Manifestationen stehen nach unseren heutigen Kenntnissen auch einheitliche morphologische Veränderungen gegenüber. Der Beginn des ARDS ist gekennzeichnet durch eine diffuse Permeabilitätsstörung der Lungenkapillaren, wodurch die *exsudative Phase* mit Austritt von Plasma und zellulären Bestandteilen ins Interstitium eingeleitet wird. Durch diese charakteristische Extravasation unterscheidet sich das ARDS grundsätzlich von allen übrigen Erkrankungen des Lungenkreislaufs oder des Lungenparenchyms mit klinisch wohl ähnlicher Symptomatik, insbesondere aber auch gegenüber dem Atemnotsyndrom des Neugeborenen, wo die primäre Störung im unreifen Alveolarepithel begründet liegt. Erst sekundär und in einer zweiten, *proliferativen Phase* entstehen alveoläre, interstitielle und bronchiolare Veränderungen, welche histologisch dem Bild einer disseminierten Alveolitis ähnlich sind, oftmals kombiniert mit Mikroatelektasen und gelegentlich hyalinen Membranen. Bei der Autopsie findet der Pathologe meist nur terminale Stadien, in welchen tertiäre Komplikationen des ARDS, wie disseminierte Bronchopneumonien, Folgen der Beatmung und Herz-Kreislauf-Störungen, die eigentliche Ursache des letalen Krankheitsbildes verdecken. Die zahlreichen ungelösten Fragen dieses Krankheitsbildes betreffen sowohl die Ätiologie, die Pathogenese, die Diagnostik als auch im besonderen die immer noch unbefriedigenden therapeutischen Möglichkeiten; sie haben uns veranlaßt, die aktuellen Probleme in den nachfolgenden Beiträgen zusammenzustellen. Erwartungsgemäß sind dabei keine spektakulären neuen Erkenntnisse oder Behandlungsmethoden entstanden; die gegenseitige Kommunikation und Kooperation hat indessen zu einer einheitlichen Betrachtungsweise dieses problematischen Krankheitsbildes geführt, die es ermöglichte, das Thema in einer umfassenden, kritischen und nach dem heutigen Stand der Kenntnisse ausgerichteten übersichtlichen Form dem interessierten Kliniker und Intensivmediziner vorzustellen.

2 Die Klinik des ARDS

E. Rubli[1] und F. Roth[1]

Der Begriff „Schocklunge" ist im Korea- und besonders im Vietnam-Krieg geprägt worden. Im Laufe des letzteren sind dann eine ganze Reihe Synonyma entstanden wie „Da Nang lung", „traumatic wet lung", „progressive pulmonary consolidation", „post-transfusion lung" etc.

In den letzten Jahren nun hat man den Versuch unternommen, mit dem „Adult Respiratory Distress Syndrome" (ARDS), zu deutsch „Atemnotsyndrom des Erwachsenen", einen alles umfassenden Überbegriff zu etablieren [2]. In Tabelle 1 sind Krankheiten und andere Noxen zusammengestellt, die alle zur Ateminsuffizienz im Sinne des ARDS führen können. Mit geringen Modifikationen wurde diese Liste einem task force report über „Respiratory Distress Syndrome" entnommen, der 1972 von kompetenten Leuten wie Ashbaugh, Bendixen, Pontoppidan u.a. zuhänden des amerikanischen „National Heart and Lung Institute" abgefaßt wurde [1].

Das wesentlichste und allen in Tabelle 1 aufgeführten Begriffen gemeinsame pathophysiologische Phänomen ist der *Kapillarschaden*. Dazu kann auch die akute Pankreatitis sowie das neurogene (zerebrale) Lungenödem führen, während das ARDS durch Überfusion (fluid overload, Übertransfusion, Hypervolämie) davon getrennt werden muß. Es erfüllt das Kriterium des Kapillarschadens nicht und gehört damit in die Gruppe der Lungenaffektionen, welche u. E.

Tabelle 1. Noxen und Krankheiten, welche zum ARDS führen. (Modifiziert nach [1])

- Septische Zustände
- Kreislaufschock jeglicher Genese
- Trauma (inkl. Lungenkontusion und "blast injury")
- Fettembolie
- Verbrauchskoagulopathie
- Aspiration (inkl. Ertrinkungsunfall)
- Verbrennungen
- Inhalationsintoxikationen (Rauch- und Reizgasvergiftungen)
- Viruspneumonie
- Akute Pankreatitis
- Nierenversagen mit Urämie
- Extrakorporeller Kreislauf (sog. Perfusionslunge)
- Massivtransfusionen
- Medikamentenintoxikationen (z. B. Paraquat)

1 Abteilung für Reanimation und Intensivbehandlung, Inselspital, CH-3010 Bern

Tabelle 2. Veränderungen und Krankheiten der Atmungsorgane, welche trotz ihrer ähnlichen Symptomatik vom ARDS unterschieden werden müssen. (Modifiziert nach [1])

- Kardiales Lungenödem
- Hypervolämie
- Bakterielle Bronchopneumonie
- Akute allergische Alveolitis
- Goodpasture-Syndrom
- Akute und chronische Atemwegserkrankungen

deutlich vom ARDS abzugrenzen sind (Tabelle 2). Über die Pathogenese des neurogenen Lungenödems sind die Akten nach wie vor nicht geschlossen [12]. Umgekehrt gibt es aber zum mindesten tierexperimentell eindrückliche Untersuchungen, die dafür sprechen, daß auch bei gewissen „Schocklungen" neurogene Faktoren mit im Spiel sind [10]. Beim Lungenödem durch Überperfusion wird ein ähnlicher Mechanismus wie beim kardialen Lungenödem postuliert [7].

Über die generelle *Häufigkeit* des ARDS kann man sich nur schwer ein Bild machen, da die Krankheitsstatistiken diesbezüglich ungenügend kodifiziert sind. Aus den USA stammt die Zahl von 1% aller Spitaleintritte [1]. Eine Extrapolierung unter unseren eigenen Intensivpatienten ergibt bei chirurgisch aseptischen Fällen eine Häufigkeit des ARDS von 5–10%, unter den Patienten der vorwiegend septischen Station eine solche von 10–20%.

Was die *Letalität* der Patienten mit ARDS anbelangt, wird sie von derselben amerikanischen Quelle [1] mit etwa 25% angegeben. Dies gelte allerdings nur für Spitäler mit gut funktionierenden Intensivstationen. Ohne diese Behandlunsmöglichkeit liege sie um 70%, so daß etwa eine durchschnittliche Letalität von 40% resultiere. Eine grobe Hochrechnung ergibt unter den auf unserer Abteilung behandelten Patienten mit ARDS eine durchschnittliche Letalität um 25%. Ohne Zweifel ist sie höher bei septischen Fällen [3, 4] und niedriger bei posttraumatischem ARDS.

Klinische Symptome

Je nach auslösendem Ereignis und Schweregrad desselben entwickelt sich die in Tabelle 3 zusammengestellte Symptomatik sogleich (z.B. Lungenkontusion, Gasvergiftung, massive Aspiration), mit einer Latenz von Stunden (Mendelson-Syndrom) oder erst nach ein bis mehreren Tagen (Fettembolie, Sepsis, Pankreatitis). Zum Verhalten der *Blutgase* (Tabelle 4) ist folgendes zu bemerken: Typisch für ein beginnendes ARDS ist, daß die Hypoxämie nur schlecht auf erhöhte O_2-Zufuhr anspricht, da sie vorwiegend durch a.-v. Shunts verursacht ist. Zum anderen muß man sich hüten, einen Patienten fern vom Krankenbett allein nach einem Blutgasstatus zu beurteilen [6]. Mit etwas O_2-Zufuhr, z.B. 2 l/min über eine Nasensonde, liegt das PaO_2 u.U. noch über 60 mm Hg bzw. die Sauerstoffsättigung (SaO_2) über 90% und auch das $PaCO_2$ noch im Normbereich, und doch

Tabelle 3. Klinische Symptome des ARDS

- Große Atemarbeit
  - Tachypnoe
  - Dyspnoe
    - kann nicht schlafen
    - unterbrochene Sprache
- Reduzierte Vitalkapazität
  - schwacher Atemstoß
  - schlechter Hustenstoß
- Auskultation nicht typisch
  - evtl. Rasselgeräusche
  - evtl. spastisch

Tabelle 4. Blutgase beim ARDS

PaO_2		<60 mm Hg
SaO_2		<90%
$PaCO_2$	früh	<40 mm Hg
	später	>40 mm Hg
pH	früh	> 7,4
	später	< 7,4

kann genau dieser Patient wenige Minuten später akut zum dramatischen Notfall werden, indem es „plötzlich" zum Atem- und möglicherweise auch gleich zum Kreislaufstillstand kommt. Bei häufigen Blutgasbestimmungen wäre aufgefallen, daß er sich lange Zeit zu hyperventilieren vermochte ($PaCO_2$ z.B. um 30 mm Hg). Erst kurz vor der Katastrophe bewegte sich sein $PaCO_2$ aus der Hypokapnie gegen die Norm als Zeichen dafür, daß er die nötige Atemarbeit nicht mehr bewerkstelligen konnte. Ein normales oder gar leicht erhöhtes $PaCO_2$ bei einem vorher lungengesunden Patienten muß also stets alarmieren. Wenn ein ansprechbarer und nicht wesentlich sedierter Patient die klassischen Zeichen der Dyspnoe zeigt (Nasenflügeln, Einsatz der Auxiliärmuskulatur etc.) und sich subjektiv am Rande der Erschöpfung fühlt, dann ist es Zeit für eine respiratorische Intervention.

Auffallend ist immer wieder die initiale Diskrepanz zwischen Klinik und Röntgenbefund. So kann z.B. eine weit fortgeschrittene klinische Symptomatik inkl. Blutgase mit einem noch praktisch normalen *Röntgenbild* assoziiert sein. Oft wird erst retrospektiv eine diskrete diffuse Transparenzverminderung festgestellt. Deutlicher in Erscheinung treten dann in der weiteren Entwicklung alveoläre fein- bis grobfleckige Infiltrate mit Bronchopneumogramm. In der Abheilungsphase zeigen häufig Gasaustausch und Atemmechanik schon beträchtliche Fortschritte, während röntgenologisch noch keine Besserung konstatiert werden kann. In ihrer weiteren Progredienz sehen sich die Bilder sehr ähnlich, auch wenn dem ARDS verschiedenste Ursachen zugrunde liegen (vgl. z.B. Abb. 1, 4e, 5b). Ein Rückschluß vom Röntgenbefund auf die auslösende Ursache kann höchstens bei einer Aspiration aufgrund der einseitigen Lokalisation oder bei den oft nur umschriebenen Verschattungen einer örtlichen Lungenkontusion gemacht werden. Anhand des Röntgenbildes ist aber auch kaum je abzugrenzen, ob es sich evtl. um ein rein kardial bedingtes Lungenödem handelt oder zum mindesten eine Linksinsuffizienz mit im Spiel ist. Diese Differenzierung gelingt meist nur mit Hilfe eines Swan-Ganz-Katheters, d.h. aufgrund des damit gemessenen pulmonalen kapillären Verschlußdruckes (wedge).

Der *Aspekt des Bronchialsekretes* ist unterschiedlich und hängt, wenigstens teilweise, von der zugrunde liegenden Noxe ab. Während es z.B. beim ARDS nach Ertrinken, Gasvergiftung, Aspiration von saurem Magensaft (Mendelson-Syn-

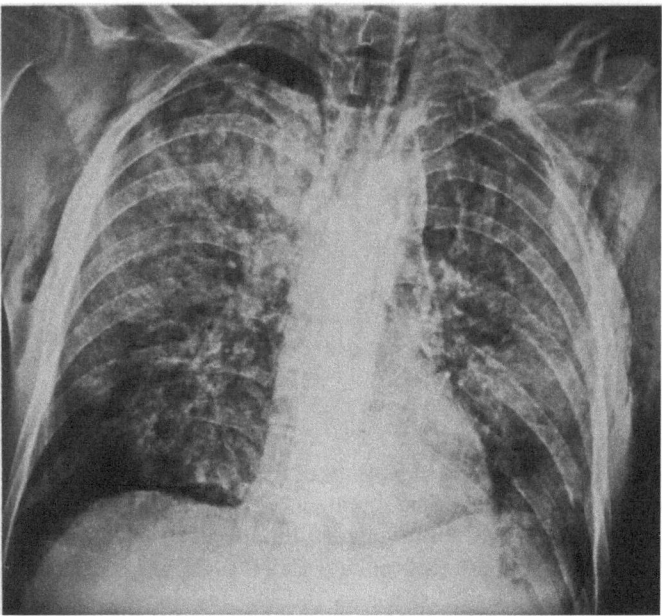

Abb. 1. (Fall 1) *Bilaterale Lungenkontusion*. Thoraxaufnahme a.-p. (liegend): alveoläre Infiltrate beider Lungenflügel, relativ symmetrische Anordnung. Bilateral Rippenserienfrakturen und Weichteilemphysem. Pneumomediastinum. Kleiner Pneumothorax rechts

drom) in der Regel zum foudroyanten Lungenödem mit massivem Austritt von rosé-farbener Ödemflüssigkeit ins Bronchialsystem kommt, wird beim ARDS nach schwerem, septischem Schock oder bei Pankreatitis mitunter von Anfang an ein reines Plasma transsudiert. Oft bleibt jedoch unter denselben Umständen das Bronchialsekret absolut unauffällig. Typisch für Lungenkontusion ist ein frischblutiges Bronchialsekret, und bei schweren Fettembolien sieht man nicht selten ein eher dunkel-blutiges Aspirat.

Wir möchten einige Überlegungen zur *Ätiologie* des *posttraumatischen* ARDS anfügen. Verschiedene Autoren haben Zweifel darüber geäußert, ob ein hämorrhagischer Schock allein dieses Krankheitsbild auslösen könne [2, 9, 5]. Es wurde deshalb sogar der Vorschlag gemacht, den Begriff der „Schocklunge" ganz fallen zu lassen [5]. In unserem eigenen Krankengut fanden wir kein posttraumatisches ARDS, welches mit Sicherheit nur infolge eines hämorrhagischen Schocks aufgetreten wäre. Wir schließen uns deshalb dieser Meinung an und möchten dazu die folgenden 3 Fälle kurz vorstellen.

Fall 1 (L.H. 30. 9. 53). Der 24jährige Mann wurde von seinem Traktor überrollt. Nach Spitaleintritt entwickelt sich rasch ein stark blutig-tingiertes Lungenödem. Obschon protrahierter Schock und Massentransfusion mit im Spiel sind und die Diagnose „Schocklunge" auf der Hand liegt, neigen wir nach Bewertung aller Umstände eher dazu, eine beidseitige Lungenkontusion als Ursache der massiven Transsudation anzunehmen (Abb. 1).

Die Klinik des ARDS

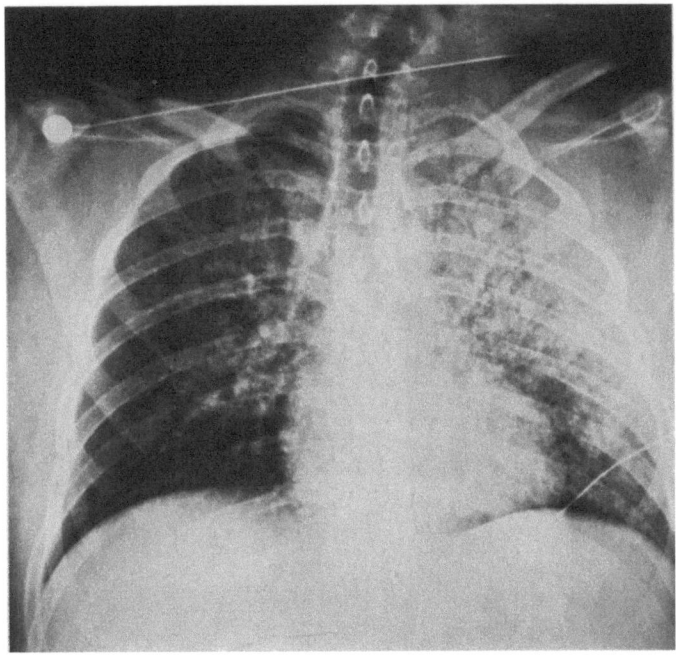

Abb. 2. (Fall 2) *Aspirationslunge*. Thoraxaufnahme a.-p. (liegend): alveoläre Transparenzverminderung in beiden Lungenoberlappen, links mehr als rechts

Fall 2 (W.R. 27. 9. 56). Der 21jährige Jüngling war als Mopedfahrer gegen eine Telefonstange geprallt. Das nach kurzer Zeit auftretende „Lungenödem" wird aufgrund des Unfallherganges als Lungenkontusion interpretiert. Nach der Intubation kann dann aber z.T. älteres Blut und leicht schmutziges Sekret aspiriert werden, so daß angenommen werden muß, daß er noch auf der Unfallstelle wegen des erlittenen Schädeltraumas vorübergehend bewußtlos gewesen ist und aspiriert hat. Er befand sich dabei vermutlich in linker Seitenlage (Abb. 2).

Fall 3 (A.E. 7. 9. 56). Der 21jährige Mann erlitt bei einem Selbstunfall ein Schädel-Hirn-Trauma und wurde bewußtlos eingeliefert. Schock durch Milzruptur. Er erhält eine Massentransfusion. Klinisch und röntgenologisch tritt ein massives Lungenödem in Erscheinung, also die Situation einer posttraumatischen Schocklunge, wie sie im Buche steht. Nach einer eklatanten Besserung des Röntgenbefundes und der Blutgase innerhalb von 12 h muß man eine andere Diagnose in den Vordergrund rücken, nämlich: massive Blutaspiration bei tiefer Bewußtlosigkeit durch Schädel-Hirn-Trauma (Abb. 3a, b).

Man sollte u.E. bei jeder Situation, die auf den ersten Blick nach posttraumatischer „Schocklunge" aussieht, noch andere Diagnosen überdenken, da z.B. eine Contusio cordis oder eine Linksinsuffizienz anderer Ursache doch wesentliche therapeutische Konsequenzen haben (Tabelle 5).

Bei nahezu der Hälfte unserer Patienten mit ARDS ist die *Sepsis* als alleinige oder konkomitierende Ursache im Spiel, eine Relation, wie sie auch anderswo

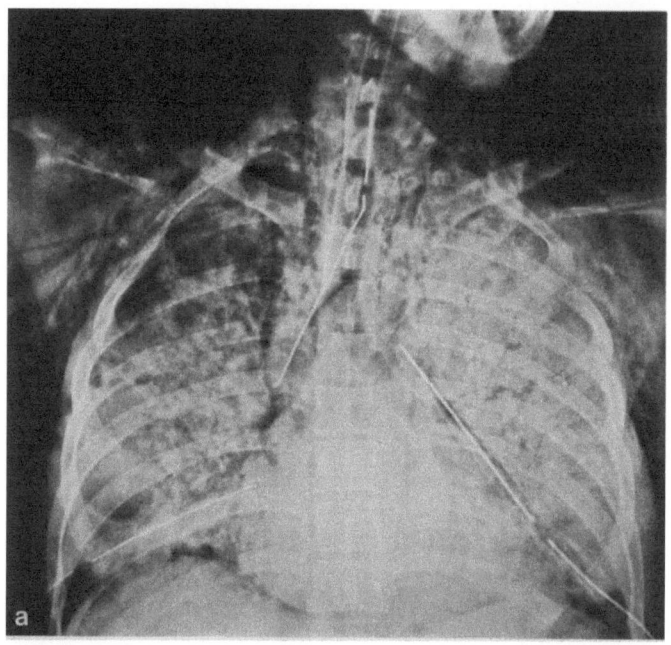

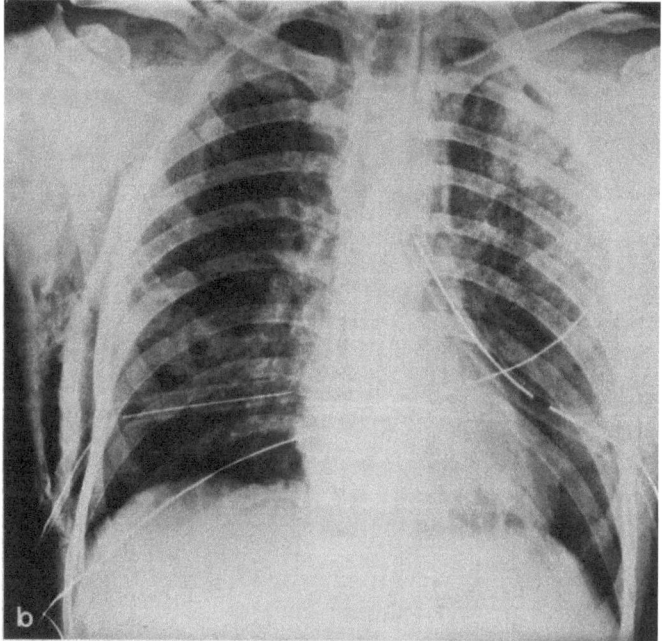

Abb. 3a, b. (Fall 3) *Blutaspiration.* (a) Thoraxaufnahme a.-p. (liegend): massive alveoläre Infiltration beider Lungenflügel, links mehr als rechts, mit positivem Bronchopneumogramm. Bilaterale Pleuradrainage, obere Mediastinaldrainage. Thorakozervikales Weichteilemphysem. Pneumomediastinum. (b) Thoraxaufnahme a.-p. nach 12 h: weitgehende Rückbildung der bilateralen alveolären Lungeninfiltration bis auf minimale Residuen im Bereich des linken Oberlappens. Bessere Inspirationslage

Tabelle 5. Differentialdiagnostische Erwägung bei posttraumatischer „Schocklunge"

- Blutaspiration
- Mendelson-Syndrom
- Lungenkontusion
- Verbrauchskoagulopathie
- Contusio cordis
- Transfusionslunge
- Linksherzinsuffizienz

konstatiert wird [3]. Im folgenden sind zwei derartige Fälle ausführlicher beschrieben und in ihrem ganzen Verlauf dargestellt.

Fall 4 (W.B. 4.4.61). Graphische Darstellung in Abb. 4a. Der 16jährige Bursche fährt mit einem Moped gegen einen Baum und zieht sich dabei eine Leberruptur zu. Seine Mitfahrerin erleidet ein schweres Schädel-Hirn-Trauma. Im Bezirksspital wird die Leberruptur provisorisch und in unserer Klinik dann definitiv versorgt, wobei eine partielle Leberresektion mit Ligatur der A. hepatica propria rechts notwendig ist. Vorerst blander postoperativer Verlauf. Der Patient ist aber psychisch sehr belastet durch die Tatsache, daß der Zustand seiner Kusine mit dem schweren Schädel-Hirn-Trauma immer noch kritisch ist. Darin liegt möglicherweise die Erklärung für die nun folgende Komplikation. Obwohl der Patient sich bereits peroral ernährt hat, kommt es am 7. Tag nach dem Unfall zu einer schweren Ulkus-Blutung, die durch Octapressin nicht gestoppt werden kann und zur Operation zwingt. Gastrotomie, Übernähung von Ulzera, Vagotomie. Postoperativ entwickelt sich rasch eine Peritonitis mit septischem Fieberverlauf. Ein drei Tage später aus der nun eingerichteten Spüldrainage entnommener Abstrich ergibt eine Mischflora inkl. Clostridien. Trotz breiter und doch gezielter antibiotischer Therapie werden die Fieberzacken höchstens vorübergehend (17.–21. Tag) etwas gedämpft. Nach Absetzen der Antibiotika treten bald wieder höhere Temperaturspitzen auf, was darauf hinweist, daß die Sepsis persistiert. Bei einer weiteren Revision des Abdomens findet man nur eine Ansammlung von galligem Aszites; der gesuchte Abszeß kommt nicht zum Vorschein. Abbildung 4a zeigt an weiteren Daten die zunehmende Leukozytose mit terminalen Werten gegen 60000, eine vorübergehende diskrete Niereninsuffizienz und Hyperbilirubinämie. Zum pulmonalen Geschehen: Am 12. Tag zwingt die Ateminsuffizienz zur Intubation und kontrollierten Beatmung. Eine vorübergehende Besserung erlaubt eine Reduktion der F_IO_2 auf 0,35; terminal reichen dann aber 100% Sauerstoff nicht mehr aus, um ein arterielles pO_2 von 60 mm zu erreichen. Als Zeichen zunehmender Totraumventilation muß das Beatmungsvolumen stetig erhöht werden. Die Beatmungsdrucke steigen schließlich auf katastrophale Werte an, und es tritt am 25. Tag auch prompt ein Pneumothorax auf, der eine Drainage erfordert. Am 28. Tag nach dem Unfall kommt der Patient ad exitum. Abbildungen 4b–e zeigen vier herausgegriffene Thoraxröntgenbilder, die den Verlauf diesbezüglich etwas illustrieren. Die Autopsie ergab als Hauptbefunde: allgemein septische Organveränderungen, eitrige Cholangitis mit eitrigen Nekrosen an der ehemaligen Leberresektionsfläche.

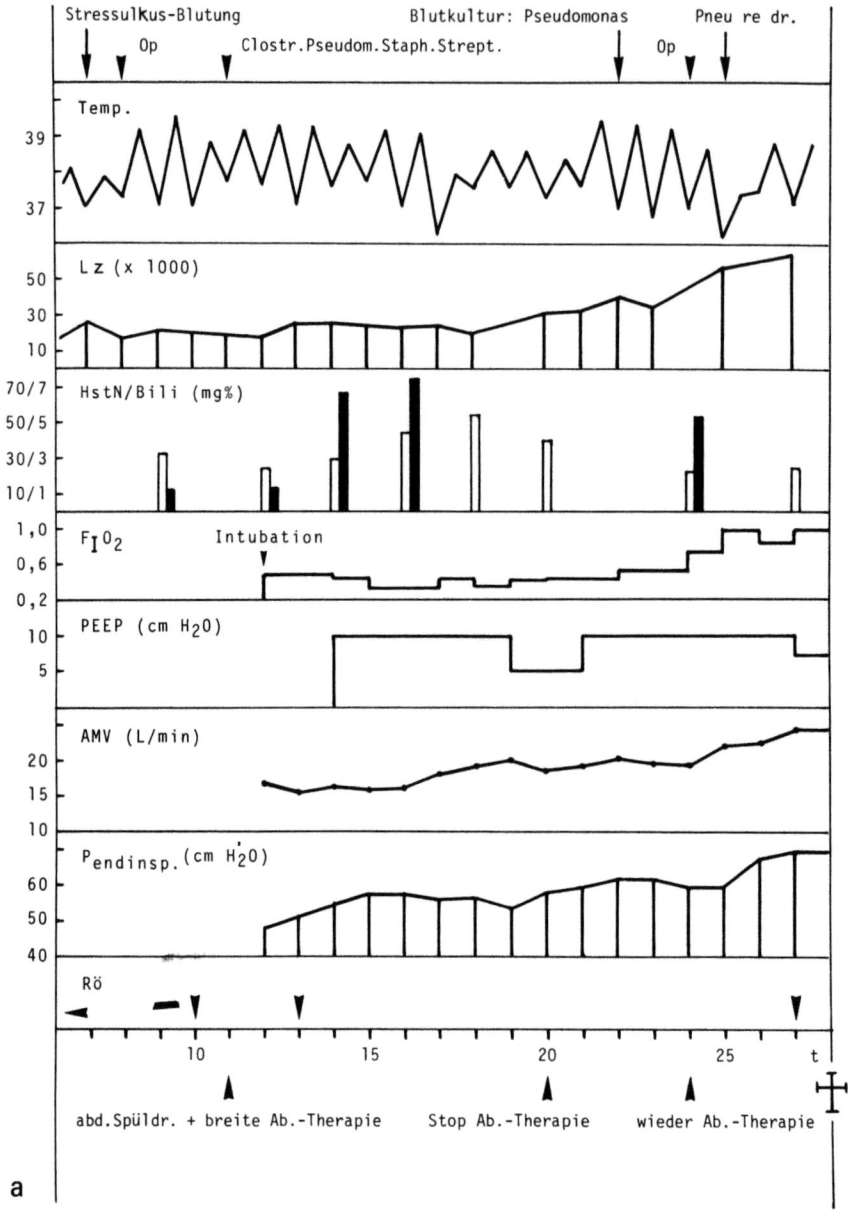

Abb. 4a–e. (Fall 4) *ARDS bei septischem Verlauf*. (a) Peritonitis nach Laparotomie wegen schwerer Blutung aus einem Streßulkus. Thoraxaufnahmen a.-p. (liegend): (b) abgesehen von ossären Läsionen normaler Herz-Lungen-Befund. (c), (d) Progrediente alveoläre und z. T. auch interstitielle Lungenparenchymveränderungen. (e) Neben alveolärer nun vorwiegend interstitielle Infiltration, die links mehr zur Darstellung kommt als rechts. Multifokal kleine Pneumatozelen

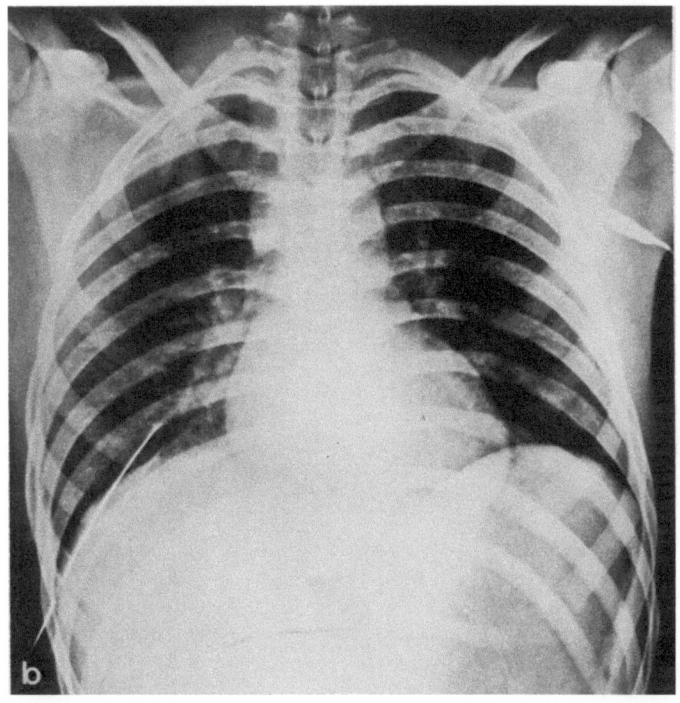

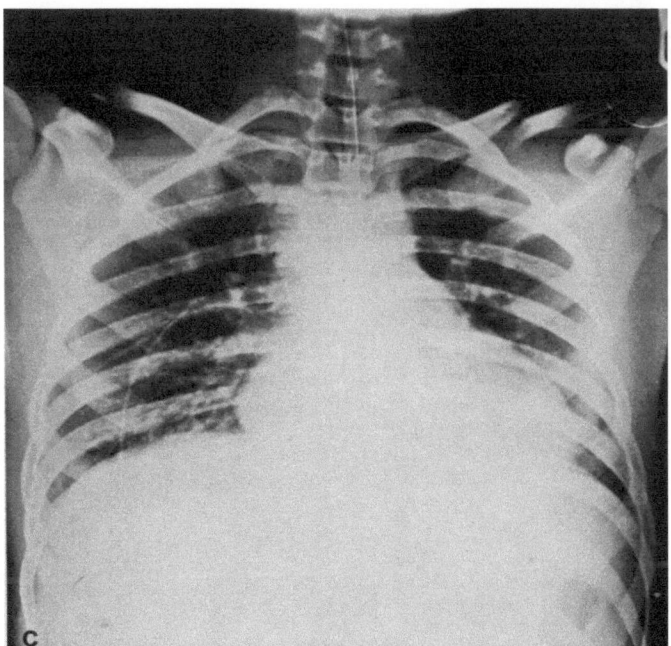

Abb. 4b, c

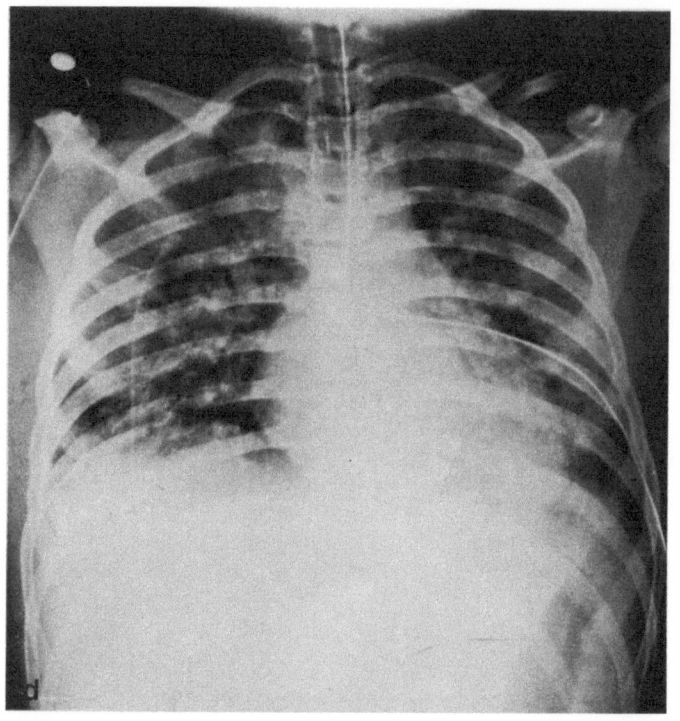
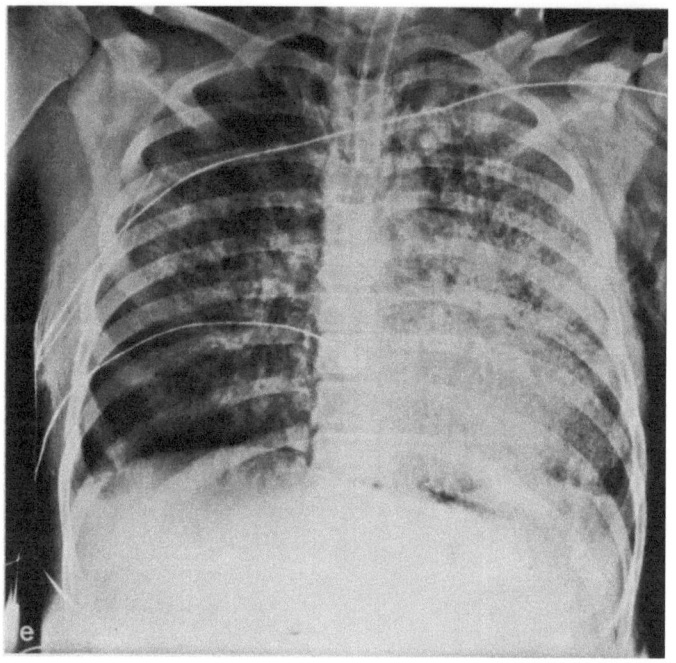

Abb. 4d, e
(Legende s. S. 10)

Fall 5 (S.M. 15. 3. 57). Graphische Darstellung in Abb. 5a. Diese 19jährige Patientin wird in einem protrahierten septischen Schock, der auf rigorose Volumensubstitution nur schlecht angesprochen hat, in unsere Klinik überwiesen. Man hatte drei Tage vorher als Wahleingriff eine Uterus-Antefixation vorgenommen. Bei der Relaparotomie findet man einen Infekt in der Bauchdecke und ein infiziertes Hämatom in abdomine. Beides wird gut drainiert. Unter weiterer Volumenzufuhr und Verabreichung von Dopamin stabilisiert sich der Kreislauf bis zum nächsten Tag. Die Patientin wird vorerst kontrolliert beatmet, da Lungen-Compliance und Gasaustausch eingeschränkt sind. Nach einer diesbezüglichen Besserung in den nächsten drei Tagen wechselt man auf assistierte Beatmung. Der Gasaustausch verschlechtert sich aber innerhalb von 48 h derart, daß wieder kontrolliert beatmet werden muß unter Anwendung von PEEP. Das Thoraxröntgenbild (Abb. 5b) zeigt deutlich eine diffuse Transsudation. Aufgrund einer röntgenologischen und blutgasmäßigen Besserung wird der PEEP rasch abgebaut, worauf die Transsudation neuerdings zunimmt, wie auch das Röntgen vom 9. Tag bestätigt (Abb. 5c). Am 11. Tag wird auf assistierte Beatmung gewechselt unter Beibehaltung des PEEP für weitere 24 h. Dann zeichnet sich endlich die definitive Besserung ab. Die Patientin kann spontan atmen und wird am 13. Tag extubiert. Spätere Thoraxröntgenbilder zeigen eine weitgehende Normalisierung der Lungen.

Diese Fälle, die für viele andere repräsentativ dastehen, illustrieren unsere Erfahrung, daß ein Patient in der Regel nur dann ein Chance hat, sich pulmonal zu bessern, wenn der verantwortliche Infekt beseitigt werden kann.

Mitbeteiligung anderer Organe

Während bei der Mehrzahl der in Tabelle 1 aufgeführten ARDS-Situationen ausschließlich die Lunge geschädigt ist, werden bei der Sepsis auch andere Organe mehr oder weniger schwer in Mitleidenschaft gezogen. Die *Schockniere* nach Sepsis ist eine altbekannte Komplikation und zeigt sich in verschiedenen Schweregraden. Wir haben Anurien bis zu 5 Wochen Dauer gesehen, die mit Hämodialysen überbrückt werden mußten. Peritonealdialysen sind oft wegen bestehender abdominaler Komplikationen nicht durchführbar. Bei anderen Patienten zeigte sich die Niereninsuffizeinz allein in einer polyurischen Phase mit Ansteigen des Serum-Harnstoffs und wieder andere behielten eine absolut intakte Nierenfunktion.

Die Ursachen des bei einer Sepsis fast regelmäßig zu beobachtenden Anstiegs des *Serum-Bilirubins* sind mannigfaltig [8]. Neben einem direkten Leberzellschaden kommt es auch zu einer intrahepatischen Cholostase, welche in der Regel durch die deutlich erhöhte alkalische Phosphatase erfaßt werden kann. Zusätzlich spielt die in der Sepsis aus verschiedenen Gründen ablaufende Hämolyse ebenfalls eine Rolle.

Vielfach beobachtet man bei Patienten mit ARDS nach Sepsis auch eine mehr oder weniger ausgeprägte *Bewußtseinstrübung*, u. U. mit Progredienz bis zum

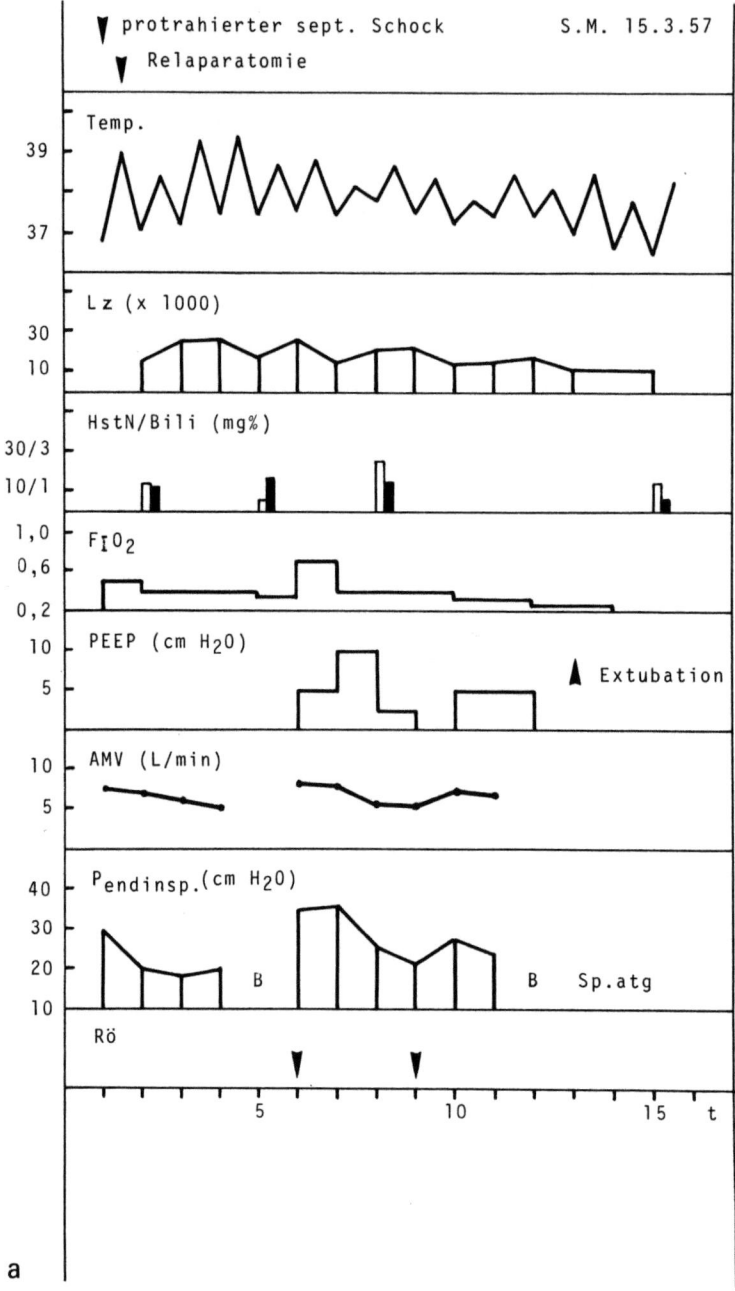

Abb. 5a–c. (Fall 5) *ARDS nach Sepsis*. (a) Infekt in den Bauchdecken und im Abdomen nach Uterus-Antefixation. Kulturell nachgewiesene Bakterien: Streptokokken Gruppe A. (b), (c) Thoraxaufnahmen a.-p. (liegend): symmetrisch angeordnete alveoläre Lungeninfiltration im Sinne einer pulmonalen Transsudation

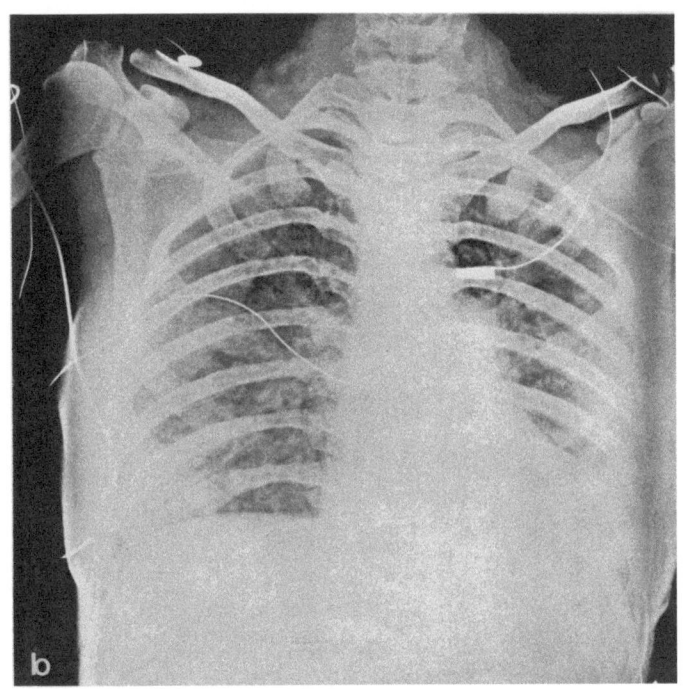
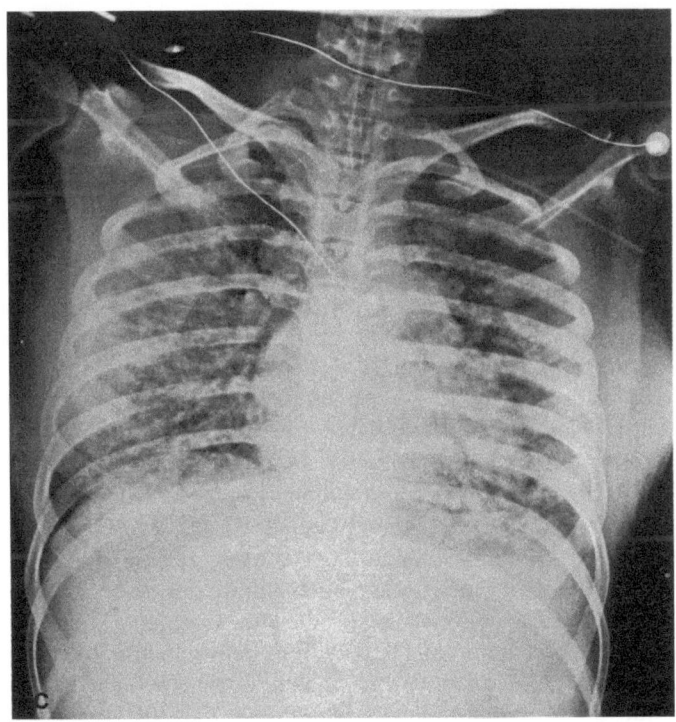

Abb. 5b, c

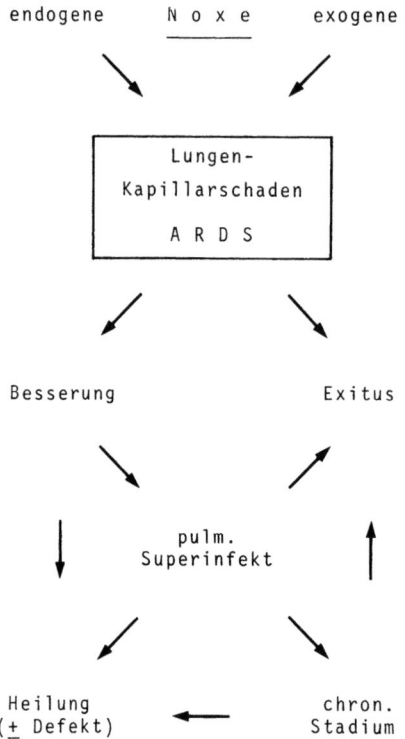

Abb. 6. Schematische Darstellung verschiedener klinischer Verläufe beim ARDS

Koma. Ab und zu mußten wir einen solchen Zustand als iatrogen erkennen, weil bei eingetretener Niereninsuffizienz die Sedativa, vor allem das Diazepam, nicht sogleich abgesetzt oder wenigstens stark reduziert worden waren und damit zu einer Kumulation von aktiven Metaboliten geführt hatten. Auch wenn nicht medikamentös bedingt, hat die Mitbeteiligung des ZNS eine gute Prognose. Bei etwa zwei Dutzend Patienten mit Sopor bis Koma nach Sepsis haben sich – von einer Ausnahme abgesehen – mit der Besserung des Allgemeinzustandes auch Bewußtseinslage und Psyche wieder normalisiert.

Hat man noch vor einigen Jahren den Ausfall eines zweiten Organs (z.B. das Auftreten einer Anurie bei einem bereits ateminsuffizienten Patienten) noch als infaust beurteilt und gewöhnlich dann auf die betreffende Substitution verzichtet, haben heute auch solche Patienten eine reelle Überlebenschance. Dazu ist aber gleich zu bemerken, daß das zusätzlich ausgefallene Organ sich ebenfalls nur dann erholt, wenn die auslösende Noxe saniert werden kann. Es sind deshalb gerade solche Fälle, die eine häufige Überprüfung des eingeschlagenen Weges erfordern. Diese Patienten benötigen nicht nur pflegerisch einen außerordentlichen Aufwand (Respiratorbehandlung, Hämodialyse, zeitraubende Pflege des Grundleidens etc.), sondern ihre medikamentöse Behandlung verursacht zusätzlich enorme Kosten (Blut- und Plasmakonserven, parenterale Ernährung, teure Antibiotika etc.).

Verlauf und Prognose

Ob der Kapillarschaden der Lungen endogen (z. B. Pankreatitis, Sepsis) zustande kommt oder exogen, d. h. von der Alveole her (z. B. Aspiration, Gasvergiftung), scheint für die weitere Entwicklung nicht entscheidend zu sein. In beiden Gruppen ergeben sich günstige und infauste Verläufe, wie Abb. 6 skizziert. Ein ARDS kann ad exitum führen infolge progredienter Hypoxämie trotz optimaler Respiratorbehandlung mit PEEP. Bei solchen Fällen wird der überbrückende Einsatz einer extrakorporellen Oxygenation mit Hilfe eines Membran-Oxygenators diskutiert [13]. Andererseits kommen zahlreiche Fälle dank einer Respiratorbehandlung in kurzer Zeit zu einer pulmonalen Erholung und restitutio ad integrum, wenn das Grundleiden abheilt und keine ernsthaften Komplikatioen hinzukommen. Aus einer vorübergehenden Besserung kann sich aber auch – selbst in Fällen, wo die Noxe nicht anhält – ein chronisches Stadium entwickeln. Ob dabei der Superinfekt einen solch ungünstigen Verlauf verursacht oder ob er nur beiläufig dazukommt, weiß wohl z. Z. noch niemand. Aus dem chronischen Stadium führt oft ein langer und qualvoller Weg schließlich ad exitum. Glücklicherweise ist aber auch hier noch die Umkehr zur Besserung möglich, und wir glauben sogar, daß das Geschehen bei der überwiegenden Zahl unserer Patienten diesen Verlauf nimmt. Dabei bleibt dann oft ein mehr oder weniger ausgeprägter funktioneller Defekt zurück [11].

Literatur

1. Ashbaugh DG (1972) Respiratory distress syndrome. Respiratory diseases. DHEW Publication No 73–432, pp 165–180. National Institutes of Health
2. Blaisdell FW, Schlobohm RM (1973) The respiratory distress syndrome: a review. Surgery 74:251–262
3. Clowes GHA (1974) Pulmonary abnormalities in sepsis. Surg Clin North Am 54:993–1013
4. Cotev S, Perel A, Katzenelson R, Eimerl D (1976) The effect of PEEP on oxygenating capacity in acute respiratory failure with sepsis. Crit Care Med 4:186–192
5. Davis HA, Pollak EW (1975) Adult respiratory distress syndrome in postoperative patients. Am Surg 41:391–397
6. Gilston A (1976) Facial signs of respiratory distress after cardiac surgery. Anaesthesia 31:385–397
7. Hultgren HN, Robinson MC, Wuerflein RD (1966) Overperfusion pulmonary edema. Circulation [Suppl III] 33/34:132–133
8. Ledgerwood A (1976) Hepatobiliary complications of sepsis. Heart Lung 5:621–623
9. Meyers JR, Meyer JS, Baue AE (1973) Does hemorrhagic shock damage the lung? J Trauma 13:509–519
10. Moss G, Stein AA (1976) The centrineurogenic etiology of the respiratory distress syndrome: protection by unilateral chronic pulmonary denervation in hemorrhagic shock. J Trauma 16:361–364
11. Steiner J, Bachofen M, Bachofen H (1974) Recovery from aspiration pneumonitis. Pneumonologie 151:127–134
12. Theodore J, Robin ED (1976) Speculations on neurogenic pulmonary edema (NPE). Am Rev Respir Dis 113:405–411
13. Zapol WM, Snider MT, Schneider RC (1977) Extracorporeal membrane oxygenation for acute respiratory failure. Anesthesiology 46:272–285

3 Pathologie

3.1 Die morphologischen Veränderungen beim ARDS[1]

M. BACHOFEN[2], H. BACHOFEN[3] und F. ROTH[2]

Aufgrund der wohlbekannten makroskopischen und lichtmikroskopischen Untersuchungen [11, 12] lassen sich die pathomorphologischen Veränderungen bei der „akuten respiratorischen Insuffizienz" (ARDS) einem akuten und einem subakuten bzw. chronischen Stadium zuordnen. Allerdings sind die Übergänge fließend. Im akuten Stadium herrscht fast regelmäßig eine schwere, massige, tiefrote bis pflaumenfarbene, mit Ödemflüssigkeit gefüllte Lunge vor. Mikroskopisch imponiert das Bild des interstitiellen und alveolären, fibrinreichen, teils auch hämorrhagischen Lungenödems. Zusätzlich finden sich nicht selten herdförmige, stellenweise abszedierende Pneumonieherde. Überlebt der Patient die ersten Tage und Wochen, präsentiert sich bei der Obduktion ein weit inhomogeneres Bild. Die nun eher blaß-grauen Lungen sind nach wie vor schwer, eine Konsistenzzunahme ist feststellbar. Auffällig ist die meist grobgehöckerte Oberfläche: Bullös erweiterte Bezirke bestehen neben narbigen Einziehungen. Die Schnittfläche zeigt mehr regional begrenzte, ödematöse Zonen; zusätzlich tragen fokale Läsionen wie kleine Nekroseherde, umschriebene Infarkte, homogene karnifizierte Regionen, aber auch Erweiterungen der peripheren Lufträume und Pneumatozelen zur Unregelmäßigkeit des Bildes bei. Diese Variabilität widerspiegelt sich denn auch in der Vielzahl der auf makroskopischen und lichtmikroskopischen Befunden basierenden Diagnosen (chronisch karnifizierende, histiozytenreiche, interstitielle, abszedierende, z.T. hämorrhagische, pseudolobuläre, herdförmige Pneumonie). Auch wenn im subakuten Stadium die oft zahlreichen, unregelmäßigen, aber umschriebenen Veränderungen in die Augen springen, erklären sie doch in den wenigsten Fällen die Schwere der Lungenfunktionseinbuße. Weder multiple metastatische Lungenabszesse, bronchopneumonische Herde, periphere Lungenembolien und umschriebene Lungeninfarkte noch Pneumatozelen können in der Regel die extreme Behinderung des Gasaustausches und die um eine Größenordnung verminderte Dehnbarkeit der Lungen (Compliance) erklären. Vielmehr bringen die Funktionsstörungen klar zum Ausdruck, daß das Syndrom in erster Linie durch schwerwiegende, diffuse und generalisierte Veränderungen des gesamten Gasaustauschapparates verursacht wird. Damit rückt sowohl im akuten wie im subakuten Stadium die Pathomorphologie des Lungenparenchyms und insbesondere die für den pulmonalen Gasaustausch direkt verantwortlichen Struktur-

---

1 Mit Unterstützung des Schweizerischen Nationalfonds zur Förderung der wissenschaftlichen Forschung, Nr. 3.394.74
2 Abteilung für Reanimation und Intensivbehandlung, Inselspital, CH-3010 Bern
3 Pneumologische Abteilung der Universitätskliniken, Inselspital, CH-3010 Bern

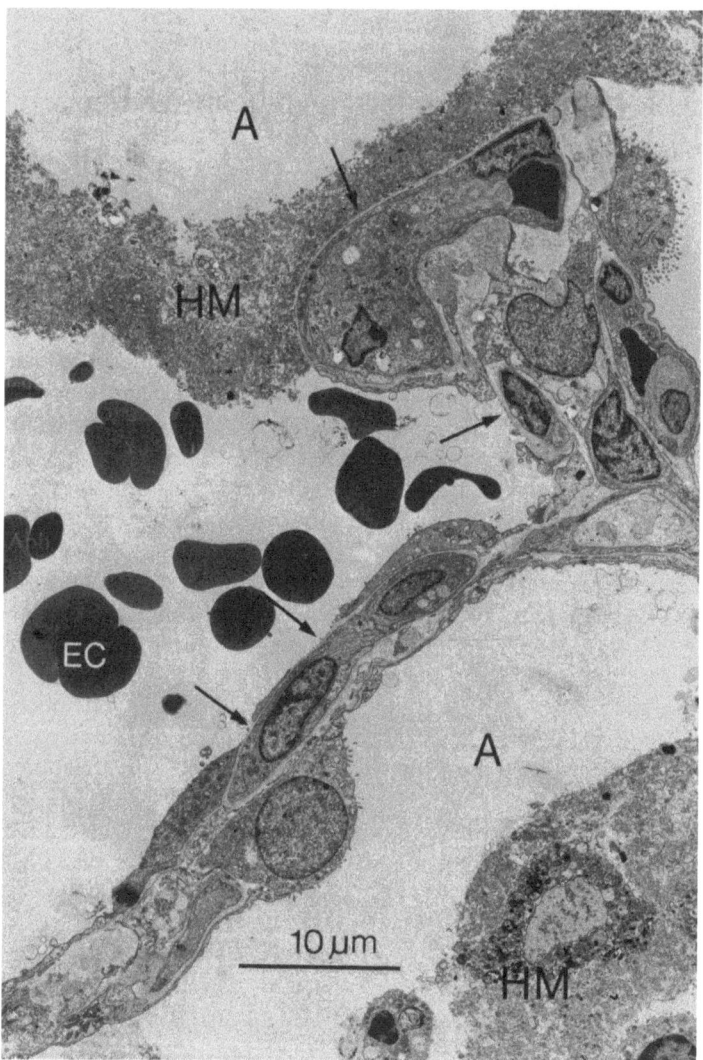

Abb. 1. Lungenparenchym bei akuter respiratorischer Insuffizienz im Verlaufe einer Sepsis. Typisch ist das zell- und eiweißreiche alveoläre Exsudat. Die Pfeile deuten auf Stellen des Septums mit zerstörtem squamösen Alveolarepithel. *A* Alveole, *EC* Erythrozyt, *HM* hyaline Membran

elemente ins Zentrum des Interesses. Unumgänglich für deren Analyse sind elektronenmikroskopische Untersuchungen von Gewebeproben, welche noch nicht durch autolytische Vorgänge verändert sind [4].

In Übereinstimmung mit den klinischen und pathophysiologischen Befunden stehen zu Beginn alle Zeichen der abnorm erhöhten Permeabilität der Blutgasschranke im Vordergrund: Diese manifestiert sich durch das mehr oder weniger ausgedehnte, eiweiß- und zellreiche interstitielle und alveoläre Ödem (Abb. 1). Bei

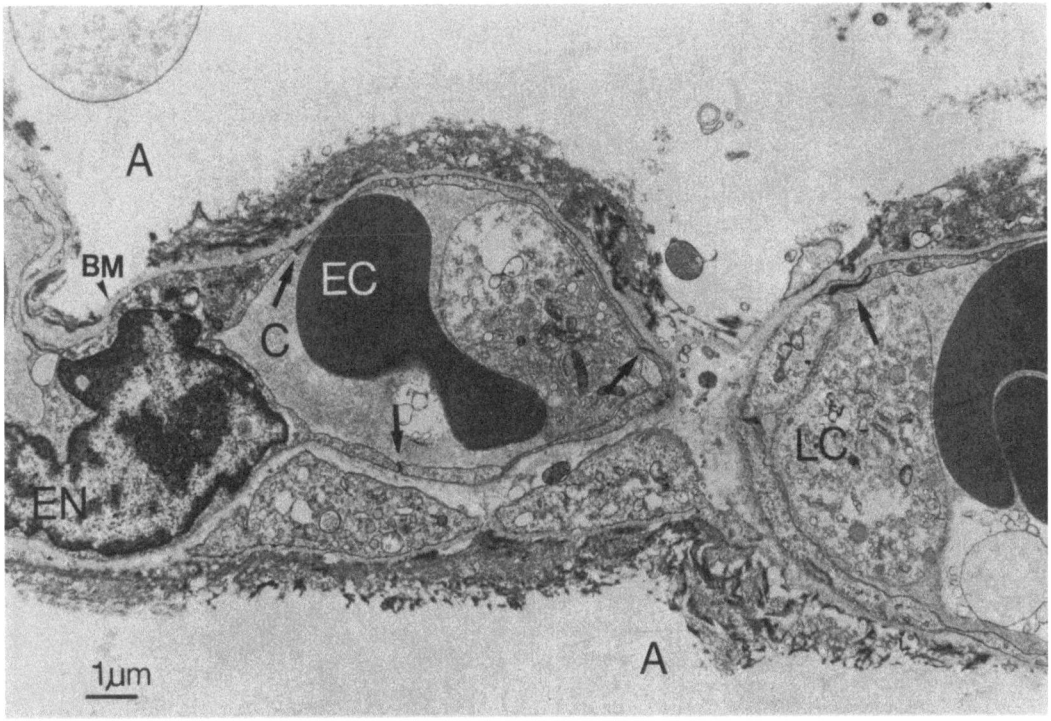

Abb. 2. Interalveolarseptum mit total zerstörtem Alveolarepithel bei akuter Sepsis. Trotz der schweren Schädigung des Epithels ist das stellenweise nur durch die bloße Basalmembran (*BM*) bedeckte Endothel noch recht gut erhalten; insbesondere sind endotheliale Schlußleisten erkennbar (↗). *A* Alveole, *C* Kapillare, *EC* Erythrozyt, *EN* Endothelzelle, *LC* Leukozyt

grober Betrachtung scheinen die Interalveolarsepten wenig verändert. Hinreichende Vergrößerungen zeigen indessen, daß das squamöse Alveolarepithel, d. h. derjenige Strukturanteil der Blutgasbarriere mit der geringsten Durchlässigkeit für Flüssigkeiten und großmolekulare Substanzen wie Bluteiweiße [13], stellenweise zerstört ist (Abb. 1, 2, 7). Anstelle des Epithels ist die Basalmembran häufig mit einer Schicht von amorphem, elektronendichtem Material bedeckt (Abb. 1), in welcher sich meist Zelldetritus and Fibrin finden. Bei genügender Dicke imponiert diese Schicht im lichtmikroskopischen Bild als hyaline Membran.

Wider Erwarten finden sich hingegen äußerst selten schwere Zerstörungen des Endothels. Sogar in Regionen mit vollständigem Epitheldefekt ist das nur noch durch die Basalmembran vom Alveolarraum getrennte Kapillarendothel meist intakt, und elektronenoptisch sind geschlossene Schlußleisten erkennbar (Abb. 2). Allerdings weisen die Endothelzellen nicht selten blasige Auftreibungen und zahlreiche Vakuolen auf. In Anbetracht des zell- und eiweißreichen interstitiellen und alveolären Ödems ist aber an einer massiv erhöhten Permeabilität auch des Endothels nicht zu zweifeln. Der scheinbare Widerspruch ist wahrscheinlich durch eine außergewöhnliche Plastizität des Endothels zu erklären, welche eine rasche Behebung von Defekten ermöglicht. Diese besondere Eigenschaft wird durch die

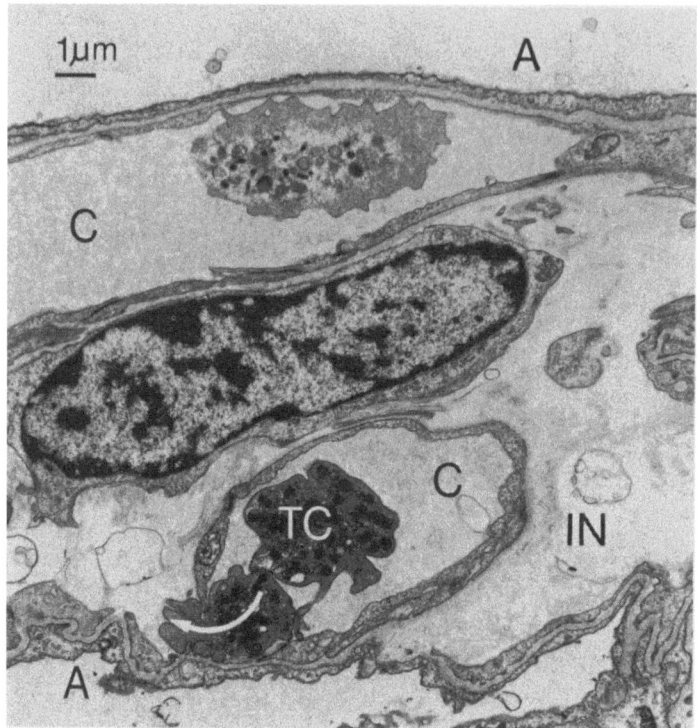

Abb. 3. Interalveolarseptum mit ausgeprägtem interstitiellen Ödem (*IN*). Ein Thrombozyt (*TC*) tritt aus der Kapillare (*C*) ins Interstitium über. *A* Alveole

seltenen Beobachtungen von Zellaustritten aus den Kapillaren ins Interstitium eindrücklich illustriert (Abb. 3). Unabhängig von der Art der austretenden Zellen (Leukozyten, Erythrozyten oder Thrombozyten) wird die erforderliche Lücke im Endothel nach ihrem Durchtritt unmittelbar und vollständig geschlossen. Im Gegensatz dazu erfolgt die zweistufige Reparation des Epithels weit langsamer: Die Alveolarepithelzellen vom Typ I sind nicht teilungsfähig; ihr Ersatz erfolgt durch die Ausdifferenzierung proliferierter Epithel-Typ-II-Zellen [1, 6, 10].

Diese frühzeitig proliferierenden Pneumozyten II, die einen zusammenhängenden Alveolarsaum bilden können, stellen denn auch eine der charakteristischen Veränderungen in der subakuten Phase der Erkrankung dar (Abb. 4). Eine zusätzliche Verbreiterung des Interalveolarseptums, oft um das Mehrfache der Norm, ergibt sich durch Zellproliferation, Faservermehrung und Ödem im Interstitium sowie durch die Apposition und Verschmelzung mehrerer Septen von kollabierten Alveolen (Abb. 4, 5). Nicht selten formiert organisiertes Alveolarexsudat (intraalveoläre Fibrose [15]) fokale, fibröse, sehr gefäßarme Gewebeplatten, die die ursprüngliche Lungenstruktur kaum mehr erkennen lassen. In diesen fortgeschrittenen Stadien ist die deutlich verringerte Gefäßdichte aber auch allgemein kaum zu übersehen.

Ein Halbschema (Abb. 6) soll es ermöglichen, morphometrische Daten von Fällen mit akuter und subakuter respiratorischer Insuffizienz bei Sepsis im

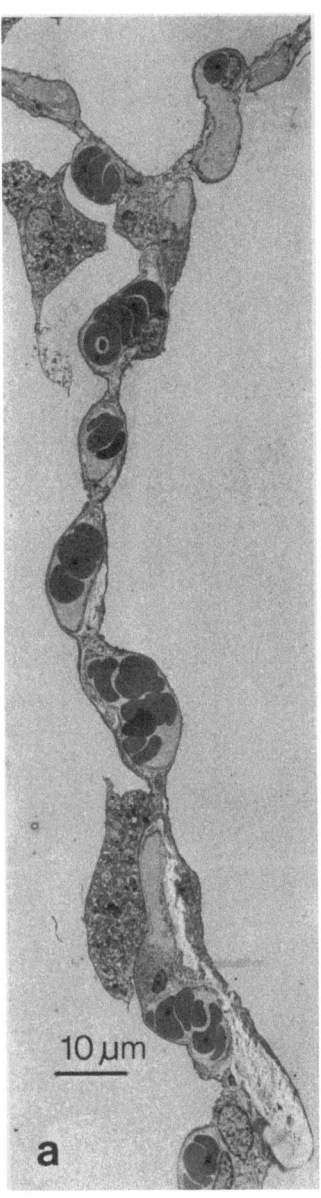

Abb. 4a, b. Ein normales menschliches Interalveolarseptum (a) ist einem schwer veränderten Septum (b) bei terminaler respiratorischer Insuffizienz (3 Wochen nach Aspiration) gegenübergestellt. A Alveole, EP_2 proliferiertes Typ-II-Alveolarepithel. (a und b in gleicher Vergrößerung)

Hinblick auf die Struktur-Funktionsbeziehung anschaulicher darzustellen. Im Vergleich zum normalen Interalveolarseptum ist im akuten Stadium die septale Architektur wenig verändert. Die verminderte Dehnungsfähigkeit der Lunge und die oft bedrohliche Behinderung des Gasaustausches sind Ausdruck der Schwere des Lungenödems, das entstanden ist durch die erhöhte Durchlässigkeit der Blut-Gas-Schranke. Der wichtigste Faktor der Gasaustauschstörung sind denn auch regelmäßig große intrapulmonale Rechts-links-Shunts. Im weiteren Verlauf der Erkrankung treten dann die funktionellen Folgen der Gewebeveränderungen

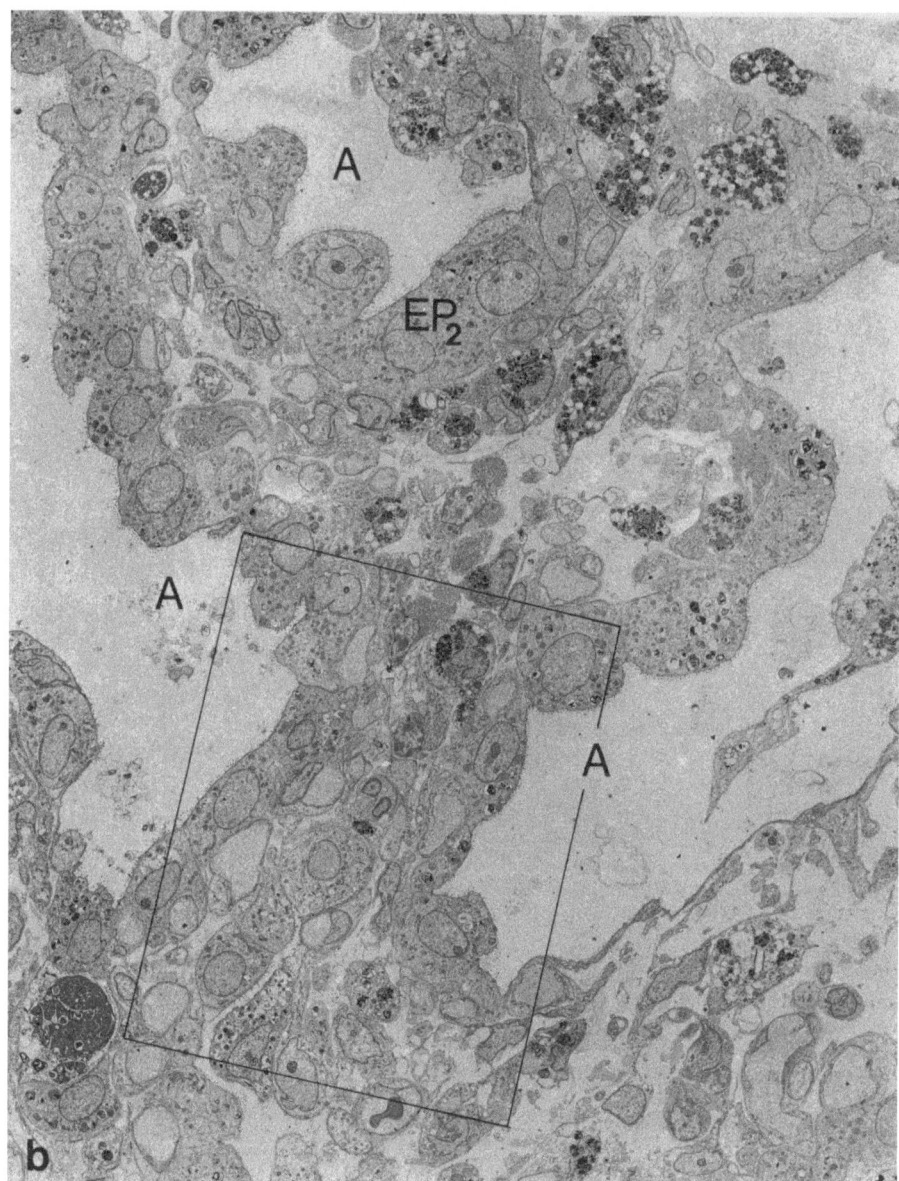

Abb. 4b (Legende s. S. 23)

immer mehr in den Vordergrund. Die interstitielle Zell- und Faservermehrung sowie die fibrotischen Distorsionen der peripheren Lufträume verursachen den zunehmenden Verlust der Dehnbarkeit. Der fortschreitende Kapillarschwund führt zur Vergrößerung des funktionellen Totraumes, welcher besonders in den

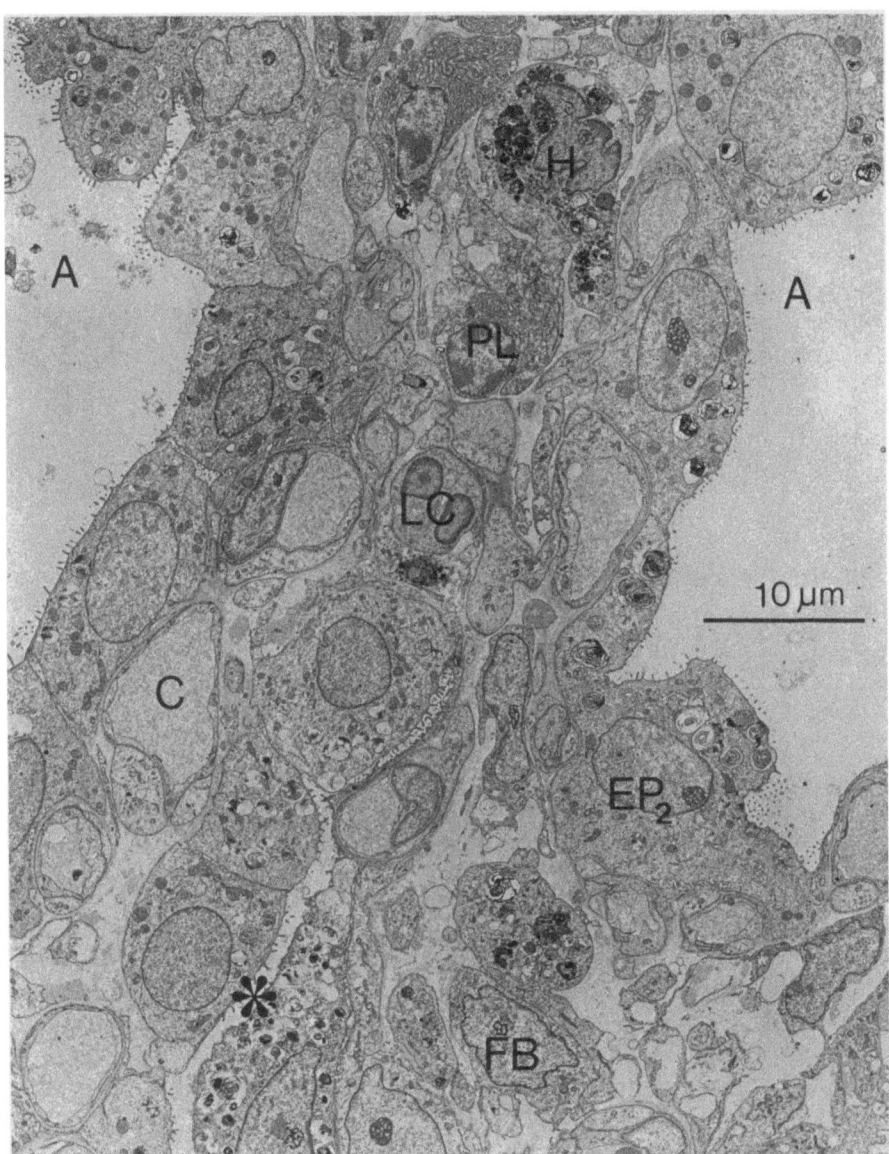

Abb. 5. Vergrößerter Ausschnitt aus Abb. 4b. Zusammenfaltung von Einzelsepten mit kapillärem Alveolarspalt (*). Beachte die interstitielle Zellvermehrung und die Epitheltransformation. *A* Alveole, *C* Kapillare, EP_2 Epithel-Typ-II-Zelle, *FB* Fibroblast, *H* Histiozyt, *LC* Leukozyt, *PL* Plasmazelle

terminalen Stadien sehr große, wegen der Lungenversteifung aber kaum mehr erzeugbare Ventilationsvolumina notwendig macht. Die eindrückliche Verdikkung der Blut-Gas-Schranke und die Reduktion der gasaustauschenden Oberfläche (Kapillaroberfläche und durch Ödem verminderte freie Alveolaroberfläche)

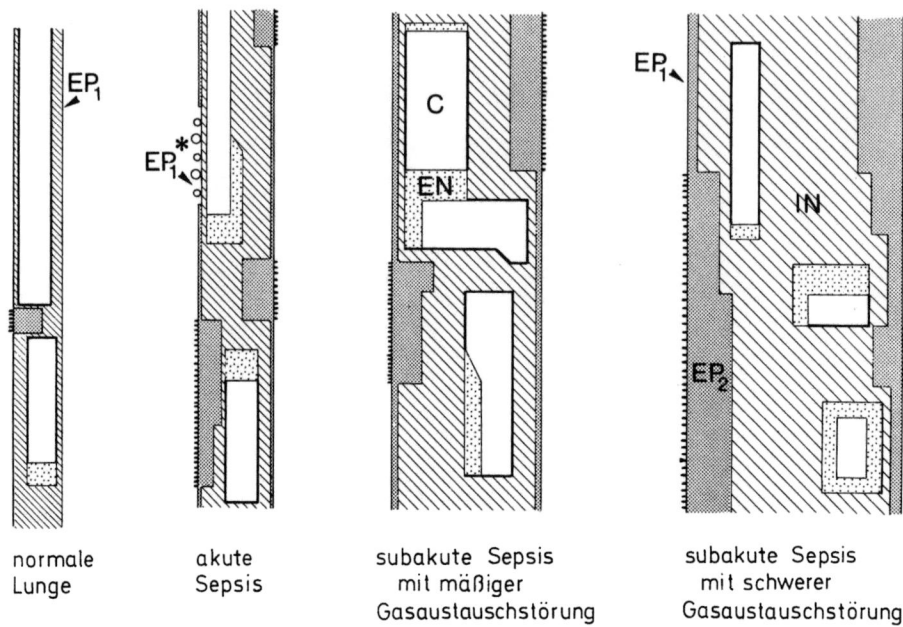

Abb. 6. Schematische Septendarstellung aufgrund morphometrischer Daten aus einer normalen Lunge und je 3 Fällen von akuter Sepsis, subakuter Sepsis mit mäßiger und subakuter Sepsis mit schwerer Gasaustauschstörung. Die Flächen entsprechen den Volumendichten der Kapillaren (C), der Endothelzellen (EN), der Epithel-Typ-I-Zellen (EP_1), der zerstörten Typ-I-Epithelien (EP_1^*), der Epithel-Typ-II-Zellen (EP_2) und des Interstitiums (IN)

ihrerseits, legen die Vermutung nahe, daß die Sauerstoff-Diffusion limitierend behindert werden könnte. Allerdings lassen morphometrische Untersuchungen allein kaum ein endgültiges Urteil über die Störungen der Sauerstoff-Diffusion zu.

Die dargelegten strukturellen Veränderungen des Gasaustauschapparates unterscheiden sich wohl im Ausmaß, nicht aber im Charakter bei den einzelnen Patienten, ungeachtet der Ätiologie, die der respiratorischen Insuffizienz zugrunde liegt [2, 3, 9]. Sogar die Entscheidung, ob die Noxe primär von der Alveole oder aber von der Kapillare her einwirkte, dürfte in den wenigsten Fällen möglich sein. Offensichtlich reagiert die Lunge unspezifisch auf sehr viele verschiedene Noxen, und Rückschlüsse aus dem Schädigungsmuster auf die Ätiologie sind mit größter Vorsicht zu ziehen [2, 3].

Nach unseren bisherigen Untersuchungen scheinen auch Aussagen über den pathogenetischen Mechanismus, der zur erhöhten Durchlässigkeit der Blut-Gas-Schranke führt (zum initialen Lungenödem), bestenfalls spekulativ. Verschiedentlich wurde der diffusen intravasalen Gerinnung (DIC) eine wesentliche pathogenetische Bedeutung beigemessen [5, 7]. Im Untersuchungsmaterial von Patienten, die innerhalb von 24 h nach Auftreten der respiratorischen Insuffizienz bei Sepsis ad exitum kamen, fanden wir nur selten kapilläre Thromben oder Thrombozytenaggregate im Gegensatz zu den sehr häufigen Leukozytensequestrationen in den

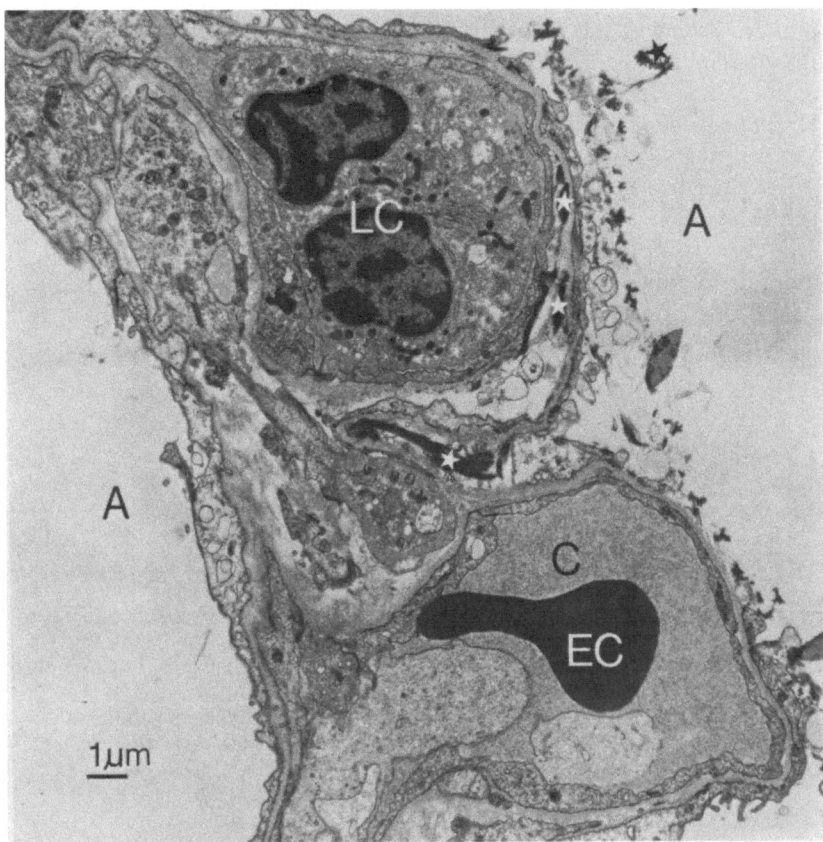

Abb. 7. Interalveolarseptum bei akuter Sepsis. Bemerkenswert ist das subendothelial, interstitiell und intraalveolär gelegene Fibrin (*). *A* Alveole, *C* Kapillare, *LC* intrakapillärer Leukozyt, *EC* intrakapillärer Erythrozyt

Gefäßen. Auffällig waren indessen Stellen mit reichlich subendothelialen, interstitiellen und alveolären Fibrinablagerungen (Abb. 7). Möglicherweise spielt daher die intravasale Gerinnung nur in einer sehr kurzen, initialen Phase eine Rolle. Der plötzliche Abfall der Gerinnungsfaktoren im Serum, den wir regelmäßig beobachteten, könnte in diesem Sinne interpretiert werden. Allerdings ergaben Untersuchungen der Lungenödemflüssigkeit, insbesondere Eiweißelektrophoresen, daß alle, auch die großmolekularen Eiweißfraktionen aus den Kapillaren in den Alveolarraum austreten. Entsprechend könnte der Abfall der Gerinnungsfaktoren ebensogut durch eine Extravasation, d.h. durch den Verlust ins Interstitium und in die Alveolen bedingt sein. Weitere Untersuchungen sind erforderlich zur Klärung von Entstehungsmechanismus und Bedeutung der Gerinnungsstörungen im Rahmen unseres Krankheitsbildes.

Wohl sind wir heute recht gut über die strukturellen Veränderungen des Gasaustauschapparates informiert [3], unbeantwortet aber ist die Frage nach den Faktoren, die für den Ablauf der Lungenerkrankung – Restitutio ad integrum,

Defektheilung, letale Ateminsuffizienz – entscheidend sind. Ist es die Schwere des initialen Schadens, das Andauern der Noxe oder eine individuelle Prädisposition? Prognosen über die Restitutionsmöglichkeit lassen sich z.Z. kaum aufgrund einer momentanen Histologie (mit Ausnahme von Extremfällen), als vielmehr nach dem Krankheitsablauf stellen Die Tatsache der Typ-II-Zellproliferation und der Vermehrung von kollagenem Bindegewebe im Interstitium darf jedenfalls nicht a priori einer Irreversibilität gleichgesetzt werden. Morphometrische Untersuchungen beim Affen drei Monate nach einer schweren Sauerstoffintoxikation mit den typischen strukturellen Veränderungen zeigten nämlich eine weitgehende Rückbildung der Verdickung der alveolo-kapillären Gewebeschranke [8]. Eigene klinische Beobachtungen, wonach sich die eingeschränkte Lungenfunktion als Spiegelbild der strukturellen Veränderungen noch während Monaten bessern oder gar normalisieren kann [14], untermauern diese Feststellung.

Literatur

1. Adamson YR, Bowden DH (1974) The type 2 cell as progenitor of alveolar epithelial regeneration. Lab Invest 30:35
2. Bachofen M, Weibel ER (1974) Basic pattern of tissue repair in human lungs following unspecific injury. Chest [Suppl I] 65:14S
3. Bachofen M, Weibel ER (1977) Alterations of the gas exchange apparatus in adult respiratory insufficiency associated with septicemia. Am Rev Respir Dis 116:589
4. Bachofen M, Weibel, ER, Roos, B (1975) Postmortem fixation of human lungs for electron microscopy. Am Rev Respir Dis 111:247
5. Busch C, Linquist O, Saldeen T (1974) Respiratory insufficiency in the dog induced by pulmonary microembolism and inhibition of fibrinolysis. Acta Chir Scand 140:255
6. Evans MJ, Johnson LV, Stephens RJ, Freeman G (1976) Cell renewal in the lungs of rats exposed to low levels of ozone. Exp Mol Pathol 24:70
7. Hardaway M (1973) Disseminated intravascular coagulation as a possible cause of acute respiratory failure. Surg Gynecol Obstet 137:600
8. Kapanci Y, Weibel ER, Kaplan HP, Robinson FR (1969) Pathogenesis and reversibility of the pulmonary lesions of oxygen toxicity in monkeys. II. Ultrastructural and morphometric studies. Lab Invest 20:101
9. Katzenstein AA, Bloor CM, Liebow AA (1976) Diffuse alveolar damage – the role of oxygen, shock, and related factors. Am J Pathol 85:210
10. Kauffman SL, Burri PH, Weibel ER (1974) The postnatal growth of the rat lung. II. Autoradiography. Anat Rec 180:63
11. Martin A, Soloway H, Simmons R (1968) Pathologic anatomy of the lungs following shock and trauma. J Trauma 8:687
12. Orell SR (1971) Lung pathology in respiratory distress following shock in the adult. Acta Pathol Microbiol Scand, Section A, 79:65
13. Staub NC (1974) Pulmonary edema. Physiol Rev 54:678
14. Steiner J, Bachofen M, Bachofen H (1974) Recovery from aspiration pneumonitis. Pneumonology 151:127
15. Thurlbeck WM, Thurlbeck SM (1976) Pulmonary effects of paraquat poisoning. Chest [Suppl] 69:276

3.2 Histologische und experimentelle Untersuchungen beim ARDS[1]

P. Mo Costabella[2], P. M. Suter[3], T. Saldeen[2] und Y. Kapanci[2]

Histologische Beobachtungen beim Menschen

Trotz der verschiedenen Krankheitsursachen, welche bei Patienten mit akutem Atemnotsyndrom (ARDS) zum Tode führen, ist man beeindruckt von den fast immer gleichartigen histologischen Veränderungen, welche die Lungen bei diesem Syndrom aufweisen. Mit zwei klinischen Beispielen sollen die charakteristischen histologischen Befunde illustriert werden:

Im ersten Fall überlebte eine 42jährige Frau einen Sturz aus dem 5. Stockwerk eines Hauses mit multiplen Frakturen und entwickelte erst 24 h später ein akutes Atemnotsyndrom, an welchem sie vier Wochen später verstarb. Bei der zweiten Patientin traten rezidivierende Lungenembolien auf im Anschluß an eine Halluxvalgus-Operation mit konsekutivem Atemnotsyndrom, dem sie trotz intensiver Behandlung nach drei Wochen erlag. In keinem der beiden Fälle waren zum Zeitpunkt der Autopsie Zeichen einer pulmonalen Infektion nachweisbar.

Die Fixation des Lungengewebes zur elektronenmikroskopischen Untersuchung erfolgte entweder durch eine transthorakale Infiltration mit Glutaraldehyd und Methylenblau nach der Methode von Bachofen [1] bzw. durch die endrotracheale Instillation des Fixationsmittels nach der Methode von Gil [2].

Bei der Eröffnung des Thorax zeigten die Lungen eine fortgeschrittene Konsolidation, gekennzeichnet durch eine starke Gewichtserhöhung, eine feste Konsistenz und eine braun-rote Verfärbung. Bei der lichtmikroskopischen Untersuchung zeigte sich ein eosinophiles intraalveoläres Ödem und hyaline Membranen; außerdem ein interstitielles Ödem sowie eine Verdickung der interalveolären Septen (Abb. 1a, b). Im Feinschnitt lassen sich dabei folgende Einzelheiten erkennen (Abb. 2):

1. Die Lungenkapillaren sind qualitativ nicht wesentlich verändert mit Ausnahme vereinzelter Fettembolien.

2. Die Alveolaroberfläche ist umgebaut und an gewissen Stellen mit hyalinen Membranen oder mit granulären Pneumozyten Typ II bedeckt, welche die zerstörten membranösen Pneumozyten Typ I ersetzen.

3. Es besteht ein markantes interstitielles Ödem.

---

1 Die vorliegenden Untersuchungen wurden mit der Unterstützung der folgenden Stiftung durchgeführt: Schweizerischer Nationalfonds (Nr. 3406/74), Swedish Medical Research Council, Torsten and Ragnar Söderberg Foundation, 80th Anniversary Fund of the Trygg-Hansa Insurance Company und Medizinische Fakultät der Universität Uppsala
2 Institut de Pathologie, Hôpital Cantonal, CH-1211 Genève
3 Soins Intensifs Chirurgicaux, Institut d'Anesthésiologie, CH-1211 Genève

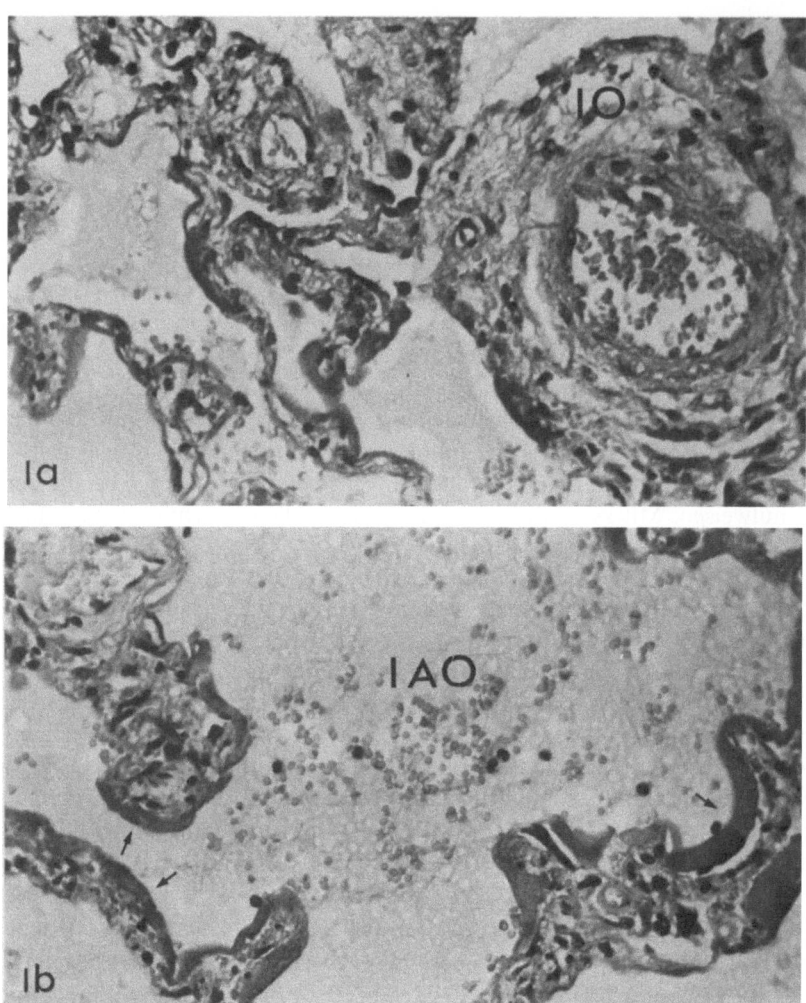

Abb. 1a, b. Ein markantes eosinophiles Ödem (*IAO*), welches zahlreiche Erythrocyten enthält, füllt die Alveolen. (a) Interstitielles Ödem (*IO*); (b) hyaline Membranen (↗). Hämatoxylin-Eosin-Färbung. × 160

Bei der elektronenmikroskopischen Untersuchung fallen große Mengen von Fibrinablagerungen auf. Diese verstopfen z. T. die Spalträume zwischen den kapillären Endothelzellen und schieben sich zwischen diese und die Basalmembran. Fibrin findet sich außerdem auch im Interstitium, wo die zellulären und die fibrösen Elemente durch das Ödem auseinandergedrängt sind. Die alveoläre Basalmembran ist z. T. entblößt und von hyalinen Membranen bedeckt. Die membranösen Pneumozyten Typ I, welche sie vorher bedeckt hatten, sind vollständig verschwunden (Abb. 3, 4).

Die ultrastrukturellen Veränderungen, welche beim akuten Atemnotsyndrom des Erwachsenen beobachtet werden, lassen sich demnach wie folgt zusammenfas-

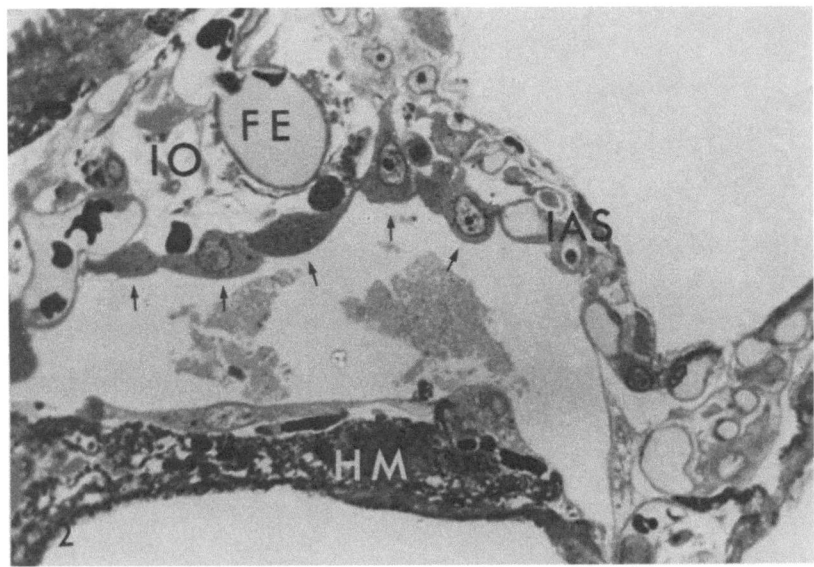

Abb. 2. Bei stärkerer Vergrößerung (×400) ist eine Fettembolie (*FE*) erkennbar sowie ein verdicktes Interalveolarseptum (*IAS*), ein interstitielles Ödem (*IO*), eine Proliferation der granulären Pneumozyten (↗) und hyaline Membranen (*HM*). Methylenblau-Färbung

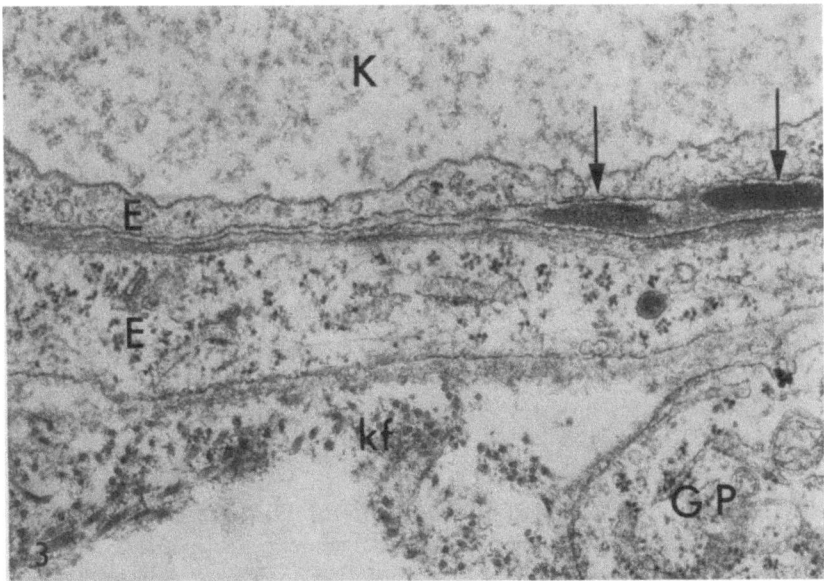

Abb. 3. Elektronenmikroskopische Aufnahme mit Fibrin-Deposition in einem Endothelzellspalt (↗). Ein markantes Ödem drängt die kollagenen Fasern (*kf*) auseinander. Die epithelialen und endothelialen Basalmembranen sind deutlich getrennt. *E* Endothelium, *GP* granuläre Pneumozyten, *K* Kapillare. ×34000

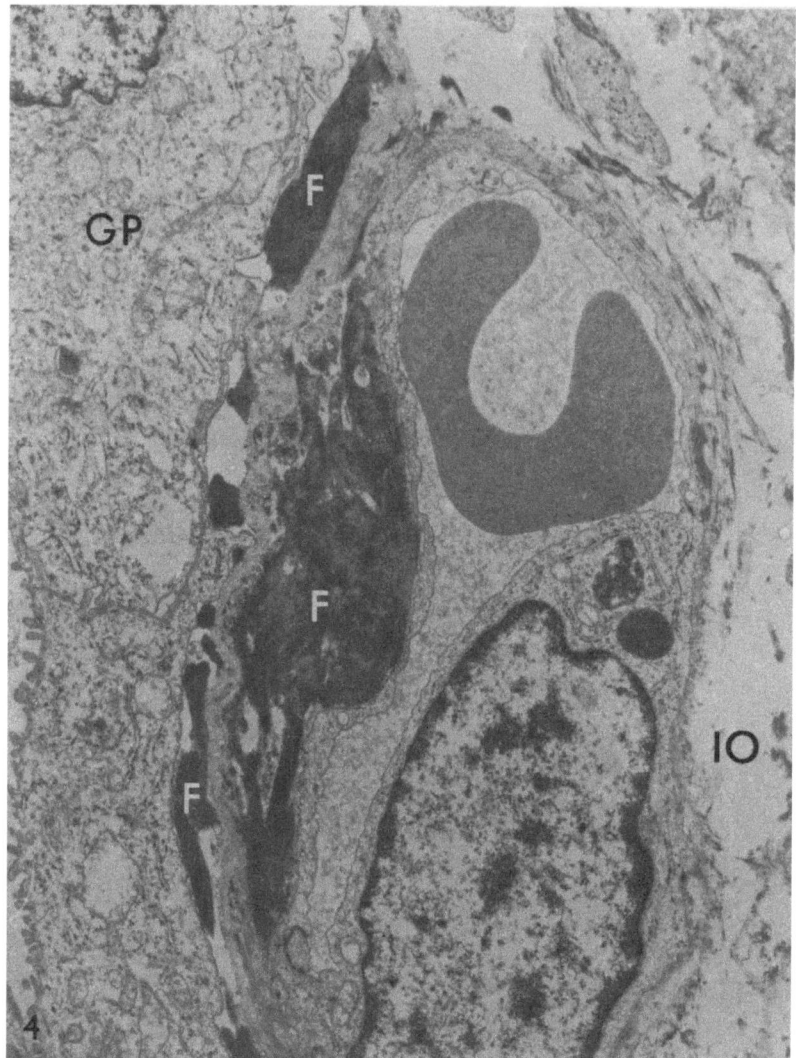

Abb. 4. Fibrin-Depots (*F*) heben Endothelium und Epithelium ab. Das Endothelium ist intakt, das membranöse Epithelium ist verschwunden; das granuläre Epithelium (*GP*), welches es ersetzt, ist moribund. Deutliches interstitielles Ödem (*IO*). ×9000

sen (Abb. 5): Es findet sich praktisch nie „freies" Fibrin im Lumen der Lungenkapillaren; Fibrinablagerungen finden sich vielmehr im Spaltraum zwischen den Endothelzellen sowie zwischen dem Endothelium und der Basalmembran. Die Endothelzellen selbst liegen in mehreren Schichten, ihre Kontaktstellen sind verbreitert und mit Fibrin verlegt. Fettembolien sind praktisch stets nachweisbar. Das Interstitium ist ödematös verändert, und die membranösen Pneumozyten Typ I, welche normalerweise die Alveolen auskleiden, sind mehrheitlich durch

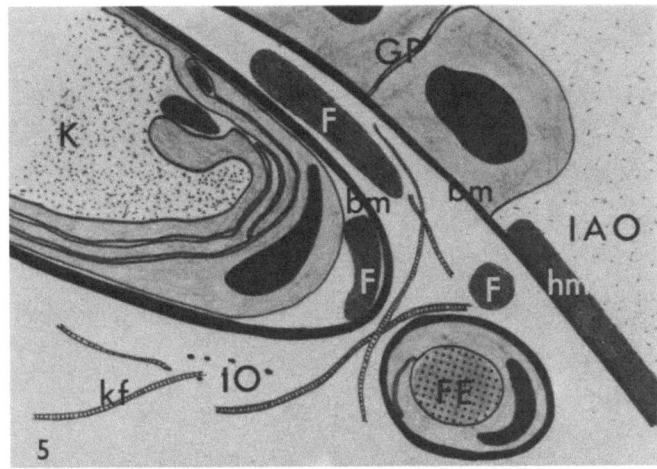

Abb. 5. Schematische Darstellung der ultrastrukturellen Veränderungen. *bm* Basalmembran, *F* Fibrin, *FE* Fettembolie, *GP* granuläre Pneumozyten, *hm* hyaline Membran, *IAO* intraalveoläres Ödem, *IO* interstitielles Ödem, *K* Kapillare, *kf* kollagene Fasern

granuläre Pneumozyten Typ II ersetzt. Die Alveolaroberfläche ist stellenweise mit hyalinen Membranen ausgekleidet. Wenn der Patient das akute Geschehen genügend lange überlebt, entwickelt sich eine interstitielle Fibrose.

Experimentelle Untersuchungen

Es sei an dieser Stelle hervorgehoben, daß beim übrigen Autopsiematerial praktisch nie Fibrin in den Lungenkapillaren gefunden wird, wogegen nach einem Schockzustand größere Mengen von Fibrinablagerungen in der Intima der Lungenkapillaren festgestellt werden. Es stellt sich deshalb die Frage, ob die Störung der intrapulmonalen Fibrinolyse nicht eine entscheidende Rolle in der Pathogenese der progressiven Lungenkonsolidation im Anschluß an einen Schockzustand spielt. Das Lungenparenchym zeigt normalerweise eine ausgeprägte fibrinolytische Aktivität mit einer ausgesprochen geringen Konzentration von Fibrinolyse-Inhibitoren. Bei einem Lungenversagen nach Schock hingegen ist die fibrinolytische Aktivität im Plasma praktisch aufgehoben. Dagegen ist die Konzentration der Fibrinolyse-Inhibitoren deutlich erhöht und geht beispielsweise parallel zur Anzahl der Fettembolien [3].

Diese Beobachtungen und Überlegungen haben uns zur Konzeption eines experimentellen Modells des ARDS veranlaßt. Dazu haben wir beim Kaninchen eine Infusion von Thrombin mit der i.v. Gabe des Fibrinolyse-Inhibitors Tranexamsäure kombiniert [5]. Mit dieser Infusion wird eine pulmonale Mikroembolisation provoziert, ein markantes interstitielles und intraalveoläres Ödem sowie ein massives Austreten von Makromolekülen aus den Lungenkapillaren. Die pulmonale Ultrastruktur zeigt die folgenden Veränderungen:

1. Die kolloidalen Kohlenpartikel, welche den Tieren kurz vor dem Tode injiziert wurden, befinden sich sowohl im Interstitium wie auch im Kapillarbett. Das Austreten derart großer Partikel durch die Kapillarwand als Folge einer Permeabilitätssteigerung wird in keinem anderen Zusammenhang beobachtet.

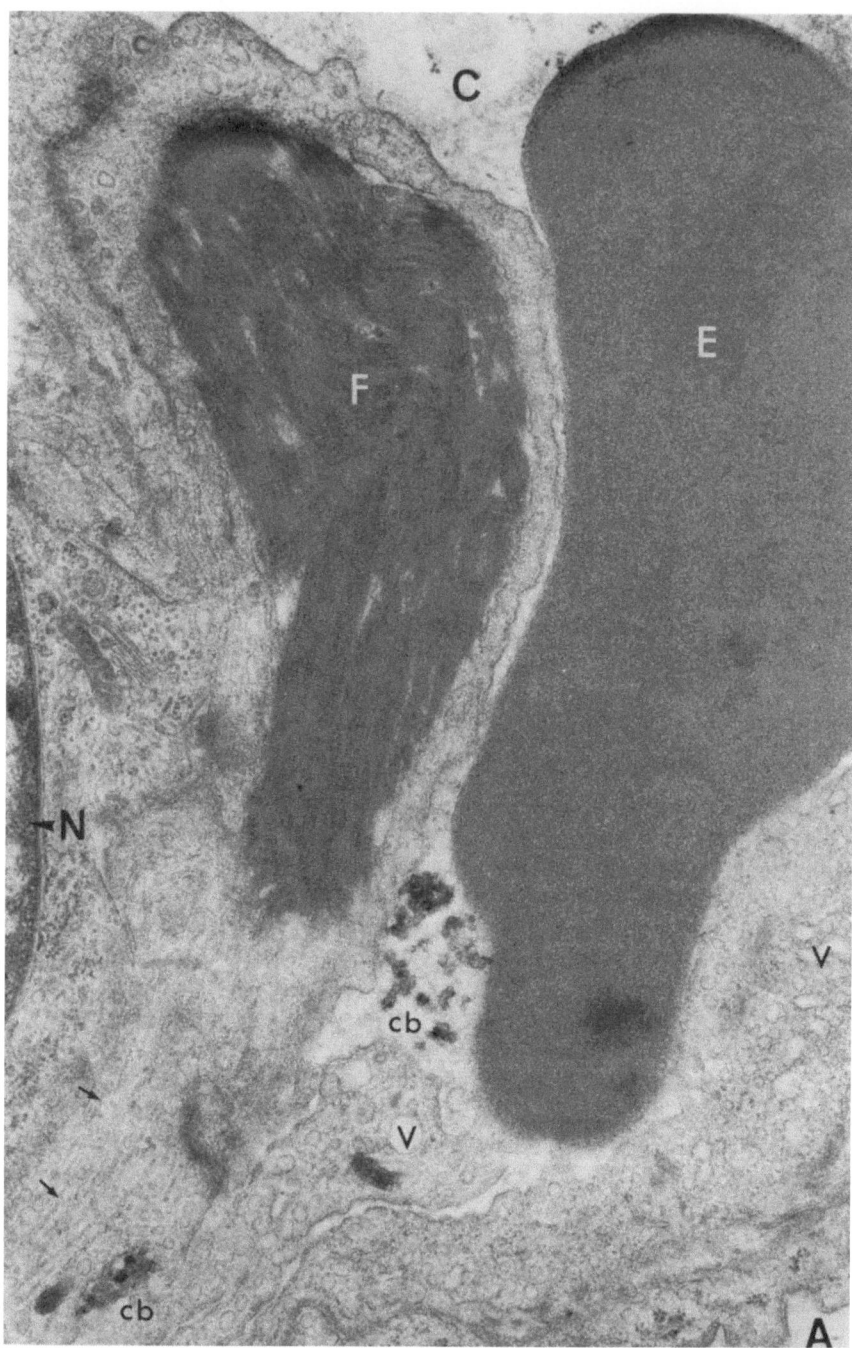

Abb. 6. Fibrin (*F*) umschlossen von Plasma einer Endothelialzelle. Das Zytoplasma in Zellkernnähe sieht anders aus als dasjenige im Gebiet des Kapillarlumens (*C*). Viele pinozytotische Vesikel (*V*) sind dilatiert und bilden intrazelluläre Kanäle (↗). Kohlepartikel (*cb*) sind erkennbar in diesen Räumen. *A* Alveole, *E* Erythrozyt, *N* Zellkern. ×20000

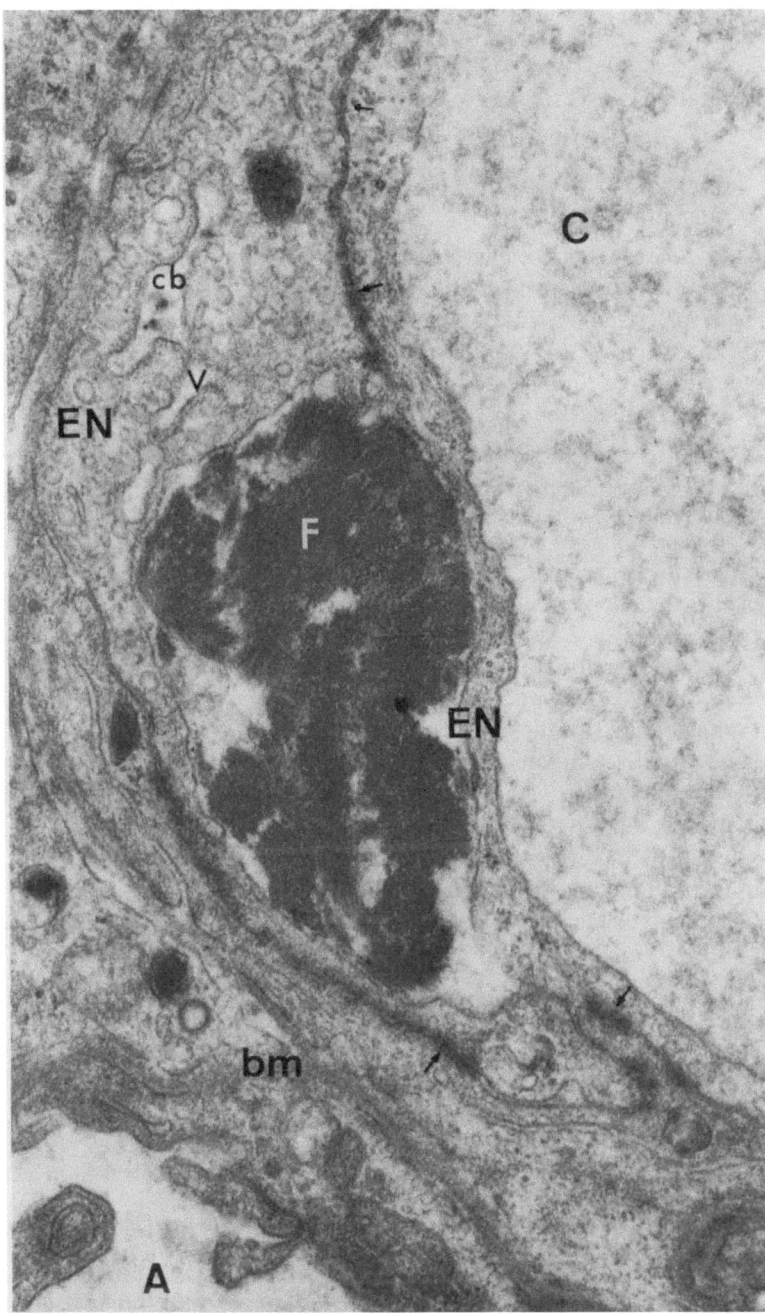

Abb. 7. Fibringerinnsel (*F*), eingelagert zwischen zwei Endothelzellen (*EN*). Erweiterte vesikuläre Kanäle (*V*) enthalten Kohlepartikel (*cb*). Die Pfeile sind auf die Spalträume („tight junctions") zwischen den Endothelzellen gerichtet. *A* Alveolus, *C* Kapillare, *bm* Basalmembran (s. Text). × 23 000

2. Größe und Anzahl der Vesikel in der Mikropinozytose sind gesteigert; bei diesen Vesikeln handelt es sich um eigentliche transendotheliale Kanäle [6]. Beim vorliegenden experimentellen Modell am Kaninchen können durch die massive Dilatation der Vesikel diese transendothelialen Kanäle besonders gut beobachtet werden, in welchen sich die kolloidalen Kohlepartikel eingelagert haben (Abb. 6, 7). Durch Serienschnitte erkennt man außerdem den intraluminalen Abgang sowie andererseits den Anschluß dieser Kanäle an die Basalmembran der Kapillaren.

3. Diese histologischen Veränderungen stimmen mit den Beobachtungen beim ARDS der menschlichen Lunge überein. In diesem 1. Stadium liegt das Fibrin noch intrakapillär, seine Ausläufer ragen aber bereits über Zytoplasmabrücken in die interzellulären Räume hinein. Diese Brücken sind dicht und granuliert und die interzellulären Spalten z. T. zystisch aufgetrieben.

Zusammenfassend kann man feststellen, daß bei der tierexperimentellen wie auch bei der menschlichen „Schocklunge" ein ausgeprägtes interstitielles und intraalveoläres Ödem entsteht, welches auf eine Permeabilitätsstörung der Kapillarwand zurückzuführen ist. Das Studium der Initialphase dieses Geschehens beim Kaninchen erlaubt uns die Beobachtung, daß diese Permeabilitätsstörung einerseits auf erweiterten interzellulären Spalten beruht, andererseits durch die Vergrößerung der Vesikel der Mikropinozytose sowie die Bildung von transendothelialen Kanälen zustande kommt. Diese Durchgangsporen bilden eigentliche Schleusen, deren Eröffnung nicht nur alle Plasmaproteine, sondern auch Makromoleküle oder polymerisiertes Fibrin durchtreten läßt. Möglicherweise ist diese Permeabilitätsstörung die Folge einer partiellen Auflösung der Mikrothrombi; beim Hund konnte in der Lymphe ein Faktor nachgewiesen werden, welcher die Permeabilität der Lungenkapillaren erhöht, wobei sich dieser Faktor als ein Abbauprodukt des Fibrins entpuppt hat [4]. Zusammen mit der pulmonalarteriellen Hypertension, hervorgerufen durch die disseminierte kapilläre Obstruktion, könnte dieser Mechanismus eine plausible Erklärung bilden für den Verlust von Flüssigkeit und Makromolekülen aus der Kapillare in das Lungeninterstitium.

Literatur

1. Bachofen M, Weibel ER, Roos B (1975) Postmortem fixation of human lungs for electron microscopy. Am Rev Resir Dis 111:247
2. Gil J (1971) Ultrastructure of lung fixed under physiologically defined conditions. Arch Intern Med 127:896
3. Lindquist O, Rommer L, Saldeen T (1972) Pulmonary insufficiency, microembolism and fibrinolysis inhibition in a post-traumatic autopsy material. Acta Chir Scand 138:545
4. Lindquist O, Gerdin S, Saldeen T, Svensjö E (1975) Demonstration of a permeability increasing factor in interstitial fluid from the lung following thrombin-induced pulmonary microembolism in the dog and the rat. Microvasc Res 10:238
5. Mo Costabella P, Lindquist O, Kapanci Y, Saldeen T (1978) Increased vascular permeability in the delayed microembolism syndrome. Microvasc Res 15:275
6. Simonescu N, Simonescu M, Palade GE (1975) Permeability of muscle capillaries to small heme-peptides. Evidence for the existence of patent transendothelial channels. J Cell Biol 64:586

4 Pathophysiologie und Untersuchungsmethoden

4.1 Hämodynamische Veränderungen

G. Wolff[1], M. Dittmann[1], K. E. Frede[1],
B. Buchmann[1], K. Skarvan[2] und W. W. Rittmann[3]

Folge und Ursache

Wir kennen sowohl hämodynamische Störungen, denen ein ARDS folgen kann, als auch Situationen, in denen die Hämodynamik vom ARDS geprägt ist. Vor Beschreibung der Wechselwirkungen sollen verschiedene Begriffe definiert werden.

Schock. Eine akute, generalisierte Störung der peripheren Zirkulation manifestiert sich klinisch in einem gefährlichen Syndrom, dem sog. „Schock". Der Schock nimmt bald seinen eigenen Verlauf und entwickelt sich unabhängig vom Verlauf des auslösenden Geschehens (Krankheit oder Trauma) „wie eine zweite Krankheit". Die Vielfalt der klinischen Situationen, die zur Entstehung des Schocksyndroms Anlaß geben können, steht im Gegensatz zu den fast monotonen Grundzügen des Schockverlaufs. Bei ungenügender oder bei verspätet einsetzender Therapie führt die Schockkrankheit über die Folgen des gestörten Zellstoffwechsels gesetzmäßig zu weiterer Verschlechterung der peripheren Zirkulation. Durch diesen Circulus vitiosus wird die „Zeit" zu der entscheidenden Dimension des Geschehens.

Während bei früh einsetzender, entschlossener Behandlung die *kausale Therapie* des ursächlichen Geschehens meist auch zu erfolgreicher Rückbildung des Schocks führt, muß bei spät erkanntem Schock oder bisher nur schleppender Therapie nicht nur die Schockursache, sondern auch das sekundäre Schocksyndrom behandelt werden. Die Behandlung des Schocksyndroms kann sich vielfach nur an dessen Symptomen orientieren: *symptomatische Therapie.* Eine kausale Therapie müßte das vollständige Verständnis der pathophysiologischen Mechanismen des Schocksyndroms voraussetzen. Über dieses Wissen verfügen wir heute noch nicht. So bleibt als Grundlage einer rationalen Therapie der fast gesetzmäßige Schockverlauf mit den für ein bestimmtes Stadium jeweils typischen Symptomen. Daraus folgt, daß auch die Therapie des Schocks fast zwangsläufig in einer scheinbar „gesetzmäßigen" Folge typischer Schritte durchgeführt wird. Außerdem wird aber das Gefüge der nebeneinander ablaufenden primären Krankheit mit ihrer Therapie und des sekundären Schocksyndroms mit seiner Therapie zusätzlich durch Wechselwirkungen kompliziert. In dieser komplexen Entwicklung werden sowohl primär hämodynamische als auch primär pulmonale Veränderun-

---

1 Abteilung für Intensivmedizin, Departement für Chirurgie, Kantonsspital, CH-4031 Basel
2 Departement für Anästhesie, Kantonsspital, CH-4031 Basel
3 Allgemeinchirurgische Klinik, Kantonsspital, CH-4031 Basel

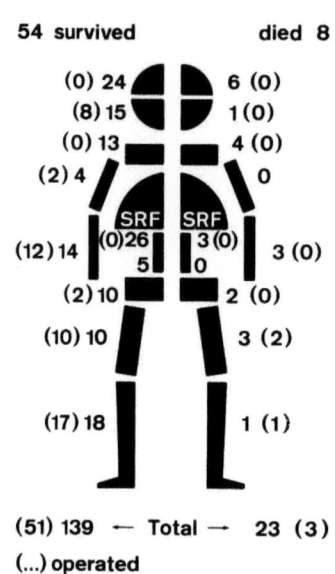

Abb. 1. Summarische Darstellung der Frakturen der 62 Patienten der beschriebenen Serie: links diejenigen der 54 überlebenden, rechts diejenigen der 8 gestorbenen Patienten. In Klammern ist die Anzahl der operierten Frakturen wiedergegeben. *SRF* = Rippenserienfrakturen (serial rib fractures) (s. Text)

gen beobachtet. Auch sie beeinflussen sich gegenseitig, und ihre kausale Abhängigkeit ist nicht immer eindeutig.

„*Schocklunge*". Der Ausdruck „Schocklunge" anstelle von ARDS impliziert, daß selbst beim erfolgreich behandelten Schock im Patienten möglicherweise das „Saatkorn" zurückgeblieben sei, aus dem sich nach freiem Intervall das ARDS entwickeln könne, mit anderen Worten: Er unterstellt einen vom Trigger-Mechanismus bis zum deletären Ende unabwendbaren Verlauf. Diese Nomenklatur entmutigt somit, nach zusätzlichen, *später auftretenden, auslösenden Ursachen* zu suchen, *prophylaktische Konzepte* zu entwerfen und *therapeutische Anstrengungen* zu unternehmen. Bei retrospektiver Analyse von Verläufen des ARDS kann man sich jedoch dem Eindruck nicht entziehen, daß nach erfolgtem „Anstoß" immer noch mehrere Wege möglich sind und daß die initiale Behandlung als Ursache des späteren ARDS durchaus mit in Frage kommt, d. h. daß die gewählte Therapie sowohl in Form einer nicht beachteten Nebenwirkung als auch in Form einer versäumten Prophylaxe zur Entstehung des ARDS beitragen kann.

Disponierende Zustände und auslösende Trigger-Ereignisse. Im Verlauf der komplexen Kombinationen (von Schock auslösendem Geschehen und seiner Therapie, von sekundärer Schockkrankheit und ihrer Therapie sowie von deren gegenseitigen Beeinflussungen) finden sich bestimmte *pathologische Zustände*, aus denen unter der (evtl. nur kurzdauernden) Wirkung eines auslösenden Trigger-Ereignisses ein ARDS entstehen kann. Somit können auch vorbestehende Veränderungen prädisponierend von Bedeutung sein.

Im Verlaufe der hämodynamischen Veränderungen nach Trauma und Schock scheint zweimal ein pathologischer Zustand faßbar, aus dem ein ARDS entstehen kann:

Tabelle 1. Zusammenstellung der inneren Verletzungen der 62 polytraumatisierten Patienten. Links diejenigen der überlebenden, rechts diejenigen der verstorbenen Patienten. In Klammern Anzahl der Verletzungen, welche operiert werden mußten

	Survivers: 54		Deaths: 8	
		(Op)		(Op)
Severe brain damage	37	(13)	8	(2)
Pulmonary laceration, contusion, aspiration	26	(0)	6	(0)
Great vessel trauma	3	(3)	0	
Intraabdominal bleeding	10	(10)	4	(3)
Kidney trauma	5	(0)	3	(0)
Rupture of diaphragm	3	(3)	0	
Blunt abdominal trauma with primarily positive peritoneal lavage	7	(1)	2	(0)
Spinal cord injury	5	(0)	0	
Severe coagulopathy with intravascular coagulation	15		6	

1. in der Frühphase, während einer in bezug auf den Kreislauf scheinbar erfolgreichen Therapie,

2. in der Spätphase, wenn – namentlich unter mechanischer Beatmung – eine Kreislauftherapie nicht mehr notwendig scheint.

Diese beiden disponierenden Zustände sollen im folgenden beschrieben werden.

Als Abschluß dieser Betrachtung über Folge und Ursache sei betont, daß heute das ARDS nach Trauma nur noch selten, viel häufiger jedoch nach Sepsis, Peritonitis, Pneumonie oder anderen schweren Infektionen beobachtet wird. Man ist versucht anzunehmen, daß auch bei der Entstehung des ARDS im Zusammenhang mit infektiösen Zuständen bestimmte hämodynamische Veränderungen eine prädisponierende Rolle spielen. Bisher ist es aber nicht gelungen, eine solche Veränderung genau zu erfassen. Dies mag daran liegen, daß bei septischen Zuständen der Zeitpunkt des Wirkungseintritts der Noxe (=Trigger) nicht annähernd so genau bestimmt werden kann wie bei Schock oder Trauma und daß das ARDS vorwiegend nach subakut schwelenden infektiösen Prozessen beobachtet wird. In unsere Hypothese kann ohne Zwang eingefügt werden, daß es noch nie gelungen ist, ein bereits erkennbares ARDS abzuwenden, wenn der septische Prozeß nicht unter definitive Kontrolle gebracht werden konnte.

Frühe Folgen von Schock und Trauma

Die hier vorgelegten Befunde sind an einer konsekutiven Serie von 62 polytraumatisierten Patienten erhoben worden. Ihre Frakturen und inneren Verletzungen sind in Abb. 1 und Tabelle 1 zusammengestellt. 54 Patienten haben überlebt, 8 Patienten sind gestorben.

Behandlungstaktik. Entsprechend unserer Behandlungstaktik [4, 6–8, 15, 16] (Abb. 2) bestand die Kreislauftherapie sowohl während der *Reanimationsphase* als auch während der *Stabilisierungsphase* vor allem in der Transfusion, d. h. in Volumenersatz. Von Anfang an wurde volumenkontrolliert mit PEEP beatmet,

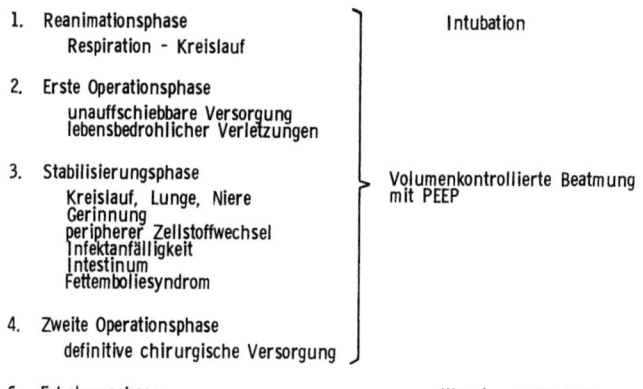

Abb. 2. Die Behandlungstaktik bei Polytraumatisierten mit ununterbrochener volumenkontrollierter Beatmung von der Reanimation über die Notoperationen, über die Stabilisierungsphase hinweg bis nach der definitiven chirurgischen Versorgung (s. Text)

und bei Oligurie wurden schon früher Osmodiuretika verabreicht. Lebensrettende Operationen im Sinne der Blutstillung wurden sofort durchgeführt (z. B. Splenektomie bei Milzruptur = *erste Operationsphase*) eine eventuelle metabolische Azidose mit Natriumbikarbonat korrigiert, Herzrhythmusstörungen gezielt angegangen, die posttraumatische Gerinnungsstörung mit tiefgefroren konserviertem Frischplasma behoben [2, 3] und Schmerzen mit intravenös verabreichten Analgetika bekämpft.

Kreislauftherapie: „Standard Management". Das Ziel der Kreislauftherapie ist einzig und allein die ausreichende periphere Zirkulation.

Einfache invasive technische Hilfsmittel der Diagnose und der Steuerung der Therapie müssen mindestens zu Beginn genügen (Abb. 3), nämlich der zentrale Venenkatheter zur Messung des zentralvenösen Drucks, zur Transfusion und für Blutentnahmen; der intraarterielle Katheter zur kontinuierlichen Blutdruckmessung und zur wiederholten arteriellen Blutentnahme für die Blutgasanalyse, der Blasenkatheter zur Beurteilung der Diurese und in unklaren Situationen das Volemetron zur nicht-invasiven Messung des zirkulierenden Blutvolumens. Im Zentrum bleibt aber die klinische Untersuchung; sie ist unseres Erachtens die wichtigste Methode. Wenn wir den Patienten klinisch beurteilen, suchen wir das der Situation adäquate psychische Verhalten als Ausdruck einer ungestörten zerebralen Blutversorgung, das Fehlen von Herzrhythmusstörungen als Ausdruck einer vorerst genügenden myokardialen Perfusion, die normale Diurese als Ausdruck der z. Z. ausreichenden Nierendurchblutung, und wir untersuchen die Haut: Sie soll (ohne Anstieg der Rektaltemperatur) „bis zu den Zehen" warm sein; die Hautvenen sollen sichtbar gefüllt sein [14].

Diese einfache Therapie und diese einfachen Kriterien der Therapieführung haben bei 41 der 62 Patienten zum Erfolg geführt. Bei 21 Patienten konnte die periphere Zirkulation mit dem „standard management" nicht ausreichend gebessert werden.

I. Standardbehandlung

Diagnostik:	– Klinische Untersuchung
	– Zentraler Venenkatheter
	– Intraarterieller Katheter
	– Zirkulierendes Blutvolumen
Therapie:	– Mechanische Beatmung mit PEEP
	– Lebensrettende chirurgische Maßnahmen
	– Ausreichende Transfusion von Blut, Elektrolytlösung, Albumin
	– Diuretika
	– Behebung von • Azidoze
	• Oligurie
	• Arrhythmien
	• Koagulopathien
	• Schmerz

Normalisierte periphere Zirkulation bei 41 (von 62) Patienten
Kein Erfolg bei 21 (von 62) Patienten

Abb. 3. Die Behandlung des Polytraumatisierten beginnt mit einfacher Therapie und einfacher Überwachung: „Standard management" (s. Text)

„*Special Circulatory Management*". Ist der Zentralvenendruck erniedrigt, so liegt mit Sicherheit mindestens eine relative Hypovolämie vor; sind aber Blutdruck, Pulsfrequenz und Zentralvenendruck normal, oder ist der Zentralvenendruck unter der Transfusionstherapie angestiegen, die periphere Zirkulation aber dennoch ungenügend geblieben, so bleiben mehrere Möglichkeiten. In den meisten Fällen erlaubt hier auch die verfeinerte klinische Untersuchung nicht, zwischen Linksherzinsuffizienz, pulmonal-vaskulärer Hypertension oder „Übertransfusion" bei Vasokonstriktion zu unterscheiden, denn mit dem Zentralvenendruck wird nur der enddiastolische Füllungsdruck des rechten Ventrikels gemessen, d. h. weder die Funktion des linken Herzens noch das pulmonale Gefäßbett kann mit Hilfe des Zentralvenendrucks beurteilt werden. Dazu muß ein pulmonal-arterieller Katheter (mit Ballon und Thermodilution) perkutan (über eine Vena subclavia oder eine Vena jugularis interna) eingeführt und unter phasischer Druckregistrierung zur Positionskontrolle der Katheterspitze mit Hilfe der Einschwemmtechnik in der Arteria pulmonaris plaziert werden. Der pulmonal-arterielle Katheter ist heute nicht nur für die Diagnostik, sondern bei komplexen, polytraumatisierten Patienten auch zur Therapieführung die Methode der Wahl. Mit ihm können folgende Größen verfolgt werden:

1. Herzminutenvolumen (bezogen auf die Körperoberfläche in m^2, d. h. als „cardiac index" = C.I., $1/min \cdot m^2$),

2. pulmonal-arterieller Mitteldruck (PAP_m),

3. pulmonal-kapillärer Stauungsdruck (*p*ulmonary *c*apillary *w*edge *p*ressure = PCWP) als indirekt gemessener Linksvorhofdruck (LAP),

4. gemischt-venöse Sauerstoffsättigung aus der Arteria pulmonalis und damit die arterio-venöse Sauerstoffdifferenz ($a-\bar{v}DO_2$, mlO_2 pro 100 ml Blut) als Ausdruck des Verhältnisses von Sauerstoffverbrauch zu Sauerstoffangebot.

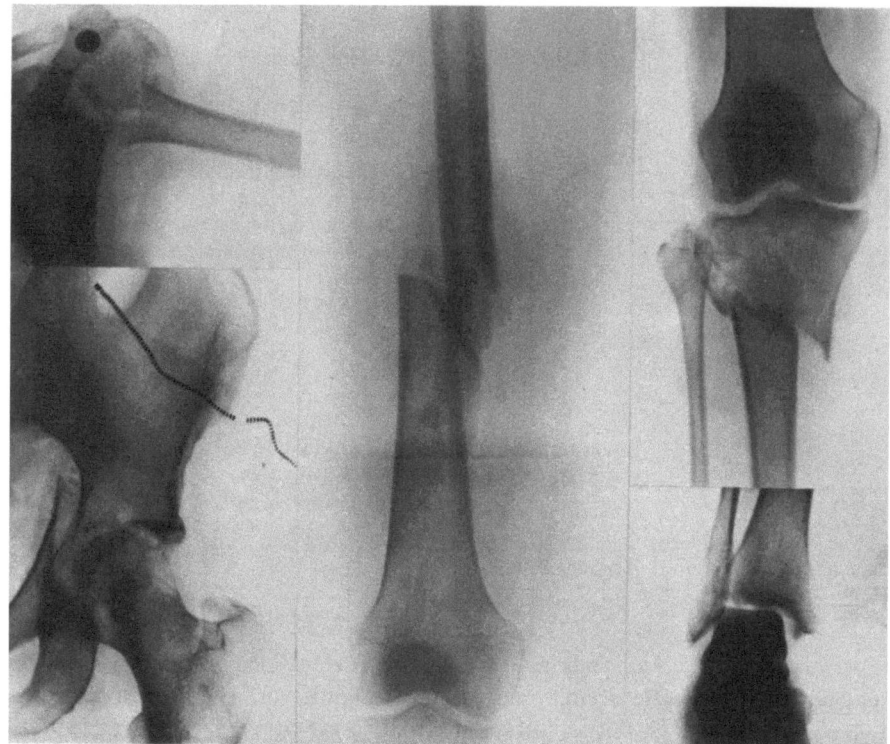

Abb. 4. 54jährige polytraumatisierte Patientin, bei der die Indikation zur Operation der supkapitalen Humerusfraktur links, der zentralen Hüftgelenksfraktur links, der Tibiakopffraktur links, der Femurmehrfragmentfraktur rechts und der Malleolarfraktur Typ B rechts prinzipiell gestellt werden mußte

Beispiel. Die 54jährige adipöse Patientin (Abb. 4) wurde nach dem Polytrauma sofort beatmet, und dennoch entwickelte sich eine respiratorische Insuffizienz, weshalb die Patientin 2 Tage nach dem Unfall per Helikopter zu uns transferiert wurde. Das Lungenparenchym (Abb. 5: Thoraxröntgenbild 78 h nach dem Unfall) zeigt (wie oft in diesem Stadium) keine Auffälligkeit. Der Zentralvenendruck war normal (12 mm Hg unter Überdruckbeatmung mit PEEP von 10 cm H_2O). Die posttraumatische respiratorische Insuffizienz fand ihre Erklärung im pulmonal-arteriellen Mitteldruck (PAP) von mehr als 40 mm Hg und im Linksvorhofdruck (LAP) von mehr als 30 mm Hg, während das Herzzeitvolumen reduziert war (C.I. „nur" 2,8 l/min·m^2) (Abb. 6).

In Anbetracht dieser Meßwerte wurde nicht versucht, die periphere Zirkulation weiterhin mit Volumenzufuhr zu verbessern, sondern es wurde eine gezielte pharmakologische Therapie eingeleitet (Abb. 7, 9). In den folgenden 8 h sanken der pulmonal-arterielle Druck und der Linksvorhofdruck, während der Herzindex anstieg (Abb. 6). Nach 20 h war die Patientin unter fortgesetzter Beatmung und Pharmakotherapie operabel, so daß sämtliche Osteosynthesen durchgeführt werden konnten (Abb. 10).

Linksherzinsuffizienz. Wird die Herzarbeit (ventricular work index = VWI) und der enddiastolische Füllungsdruck des linken Ventrikels (Abb. 7) resp. des rechten Ventrikels (Abb. 8) zweidimensional aufgetragen, so zeigt sich z. B. im Falle des

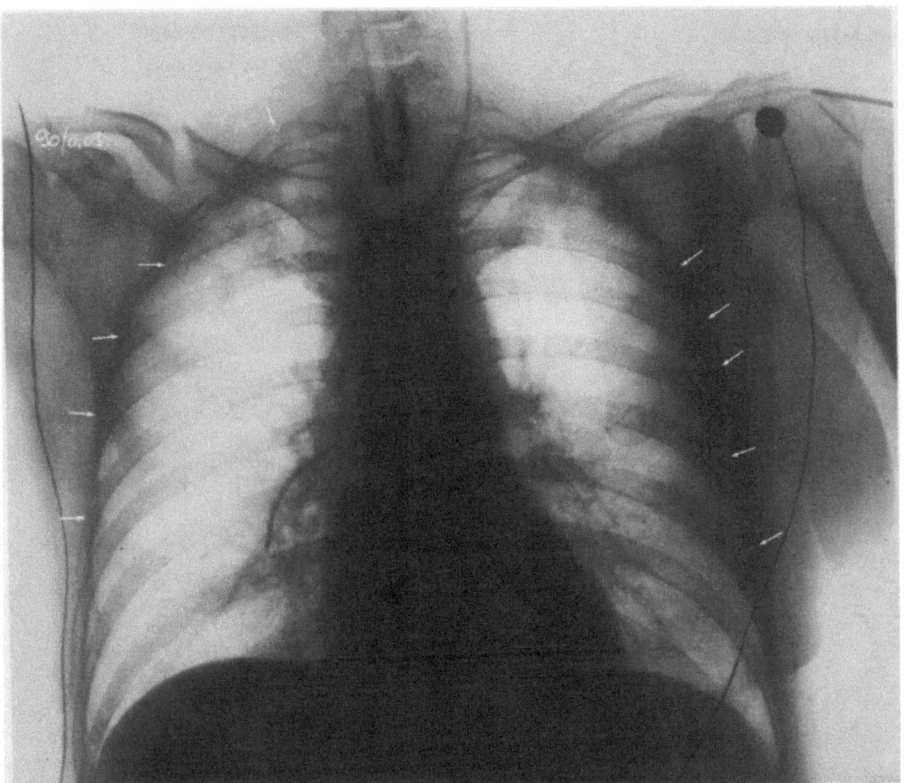

Abb. 5. Das Röntgenthoraxbild der in Abb. 4 erwähnten Patientin zeigt die Rippenserienfrakturen beidseits und die Klavikulafraktur rechts, jedoch trotz der respiratorischen Insuffizienz keine große Auffälligkeit im Lungenparenchym

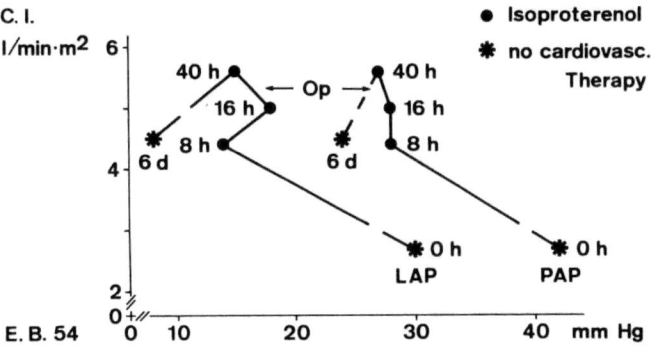

Abb. 6. Hämodynamische Abklärung unmittelbar nach Übernahme der in Abb. 4 erwähnten Patientin (*, 0 h): schwere Linksherzinsuffizienz mit passiver pulmonaler Hypertension mit Linksvorhofdruck (LAP) von 30 mm Hg und pulmonal-arteriellem Druck (PAP) von 40 mm Hg bei einem Herzindex (C.I.) von 2,4 l/min·m². Unter Dauerinfusion eines Pharmakons mit positiv inotroper Wirkung normalisieren sich Linksvorhofdruck, pulmonal-arterieller Druck und Herzindex. Nach 16 h ist die Patientin operabel

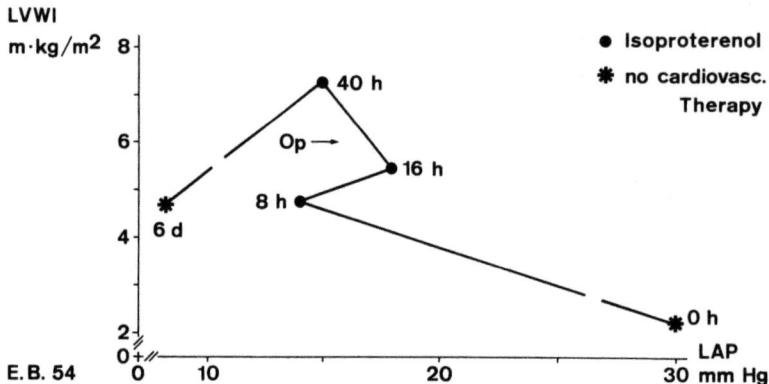

Abb. 7. Arbeit des linken Ventrikels (left ventricular stroke work index = $LVWI$) und Linksvorhofdruck (left atrial pressure = LAP). Gleiche Patientin wie in Abb. 4. Zu Beginn stark erniedrigte Arbeit des linken Ventrikels trotz stark erhöhtem LAP, d.h. Linksherzinsuffizienz (s. Text)

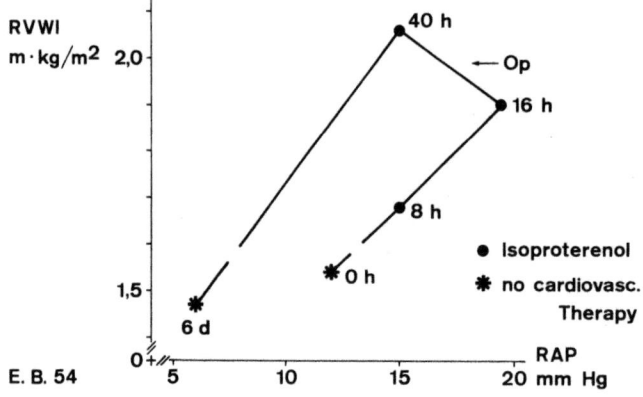

Abb. 8. Arbeit des rechten Ventrikels (right ventricular stroke work index = $RVWI$) und Rechtsvorhofdruck (right atrial pressure = RAP). Gleiche Patientin wie in Abb. 4 und 7. Zu Beginn erniedrigte Arbeit des rechten Ventrikels bei unauffälliger RAP, d.h. die Arbeit des rechten Ventrikels könnte mit Volumengabe noch erhöht werden (s. Text)

II. Spezielle zirkulatorische Therapie

Diagnostik:	Pulmonal-arterieller Thermodilutionskatheter	
Therapie:	– Zusätzliche „Über"-transfusion:	8 Patienten
	– Isoproterenol (0,5–2 mmg/min):	5 Patienten
	– Phentolamin (200–300 mmg/min):	4 Patienten
	– Isoproterenol (0,5–2 mmg/min) Phentolamin (100–300 mmg/min)	4 Patienten

Erfolg bei 21 Patienten

Abb. 9. 21 der 62 Patienten zeigten unter dem „standard management" eine respiratorische Insuffizienz und/oder erreichten keine Normalisierung des peripheren Kreislaufs; die Transfusionstherapie wurde bei ihnen bis zu einem Zentralvenendruck von 12 mm Hg geführt (s. Text)

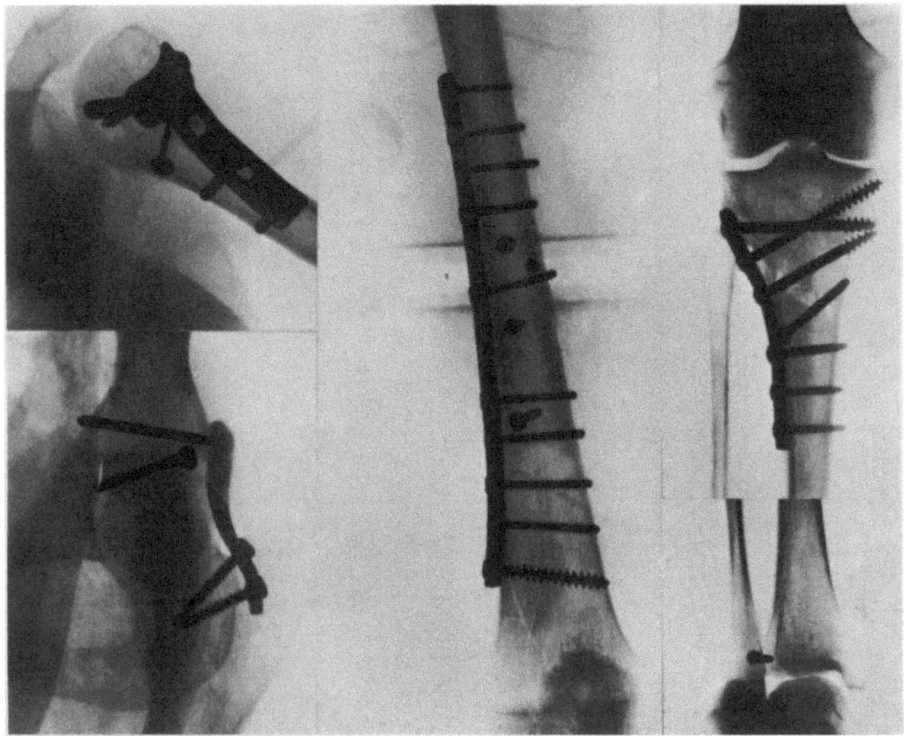

Abb. 10. Röntgenaufnahmen der 5 operierten Frakturen der polytraumatisierten Patientin von Abb. 4 (s. Text)

demonstrierten Verlaufs unter alleiniger Volumentherapie ein erhöhter pulmonalkapillärer Staudruck (PCWP = 30 mm Hg). Mit der Einschränkung, die bei Gleichsetzung des pulmonal-kapillären Staudruckes mit dem Linksvorhofdruck nie ganz außer acht gelassen werden darf (der erhöhte PCWP könnte auch durch eine postkapilläre pulmonal-venöse Vasokonstriktion verursacht sein), entspricht diese hämodynamische Situation einer Linksherzinsuffizienz; sie war pharmakologisch behandelbar. Vom rechten Herzen (Abb. 8) ist aber zunächst bei tiefem Rechtsvorhofdruck eine erniedrigte Arbeit erbracht worden; erst nach Behandlung der Linksherzinsuffizienz (und Normalisierung des pulmonal-vaskulären Widerstandes, s. unten) normalisierte sich auch der RVWI.

Die Konstellation von relativ niedrigem linksventrikulären Schlagvolumen und erhöhtem pulmonal-kapillären Staudruck findet sich bei etwa 5–10% der Patienten nach Polytrauma. Isoproterenol hat sich als rasch wirksame Therapie bewährt; ist gleichzeitig der Strömungswiderstand des Systemkreislaufs stark erhöht, so kann Isoproterenol mit Phentolamin kombiniert werden. In der Regel kann diese Pharmakotherapie bald reduziert werden, und nach wenigen Tagen ist die Hämodynamik auch ohne jede Pharmakotherapie unauffällig.

Erhöhter pulmonal-vaskulärer Widerstand. Bei etwa 15–20% der Patienten mit Polytrauma findet sich jedoch das typische Bild der pulmonalen Hypertension

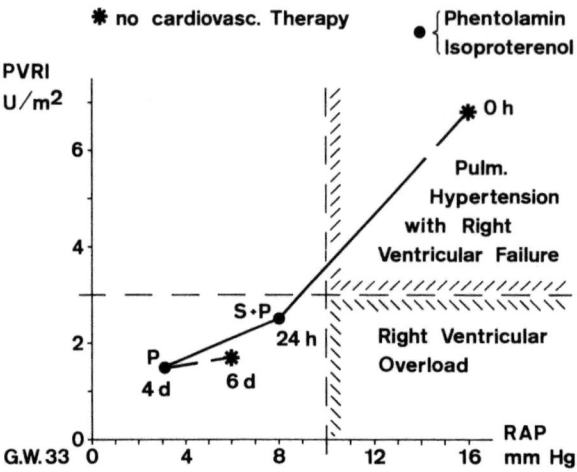

Abb. 11. Polytraumatisierter Patient während „special circulatory management". Pulmonalvaskulärer Widerstand (pulmonary vascular resistance index = $PVRI$) und Rechtsvorhofdruck (right atrial pressure = RAP). Ausgangswert: stark erhöhter pulmonal-vaskulärer Widerstand bei deutlich erhöhtem Rechtsvorhofdruck, d.h. Rechtsherzinsuffizienz infolge pulmonal-arterieller Hypertension (s. Text sowie Abb. 13 und 14)

(1) $\mathrm{SVR} = \dfrac{\mathrm{AoP} - \mathrm{RAP}}{\mathrm{CI}}$ (2) $\mathrm{PVR} = \dfrac{\mathrm{PAP} - \mathrm{LAP}}{\mathrm{CI}}$

(3) $\dfrac{\mathrm{SVR}}{\mathrm{PVR}} = \dfrac{\dfrac{\mathrm{AoP} - \mathrm{RAP}}{\mathrm{CI}}}{\dfrac{\mathrm{PAP} - \mathrm{LAP}}{\mathrm{CI}}}$ (4) $\dfrac{\mathrm{SVR}}{\mathrm{PVR}} = \dfrac{\mathrm{AoP} - \mathrm{RAP}}{\mathrm{PAP} - \mathrm{LAP}}$

Abb. 12. Berechnung des system-pulmonalen Widerstandsquotienten. SVR = systemisch-vaskulärer Widerstand, PVR = pulmonal-vaskulärer Widerstand, AoP = mittlerer Aortendruck, PAP = mittlerer pulmonal-arterieller Druck, RAP = Rechtsvorhofdruck, LAP = Linksvorhofdruck, CI = Herzindex

(Abb. 11) mit erhöhtem Rechtsvorhofdruck (RAP) infolge des erhöhten pulmonalvaskulären Widerstandes (pulmonary vascular resistance = PVR). Unter Therapie mit Phentolamin, evtl. kombiniert mit Isoproterenol, und vor allem unter negativer Wasserbilanz normalisiert sich auch diese hämodynamische Störung in kurzer Zeit.

Der „Widerstandsquotient". In einer hektischen Notfallsituation kann der erhöhte pulmonal-vaskuläre Widerstand nicht jederzeit durch exakte Messung diagnostiziert werden. Die Messung der Druckdifferenz über dem pulmonalen Kreislauf ist zwar einfach, aber die Messung des Herzindex kann während der Akuttherapie störend oder nicht durchführbar sein. In der Absicht, die pulmonale Hypertension auch einfacher diagnostizieren zu können, soll folgender Gedankengang vorgeschlagen werden:

Der pulmonale Widerstand ist definiert als Druckdifferenz über der Lungenstrombahn dividiert durch den Herzindex (Abb. 12, Formel 1); der systemisch-

Hämodynamische Veränderungen

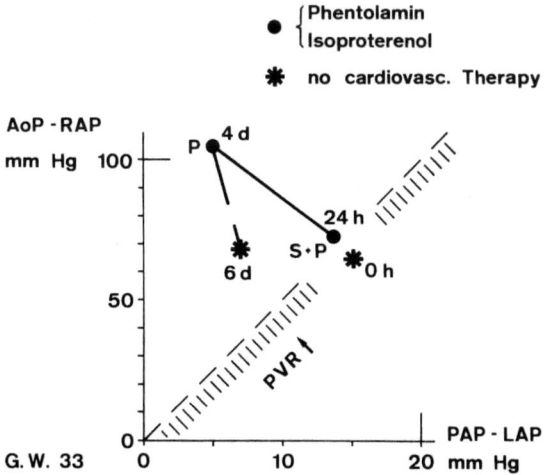

Abb. 13. Wird die Druckdifferenz über dem Systemkreislauf (AoP–RAP) gegen die Druckdifferenz über dem pulmonalen Kreislauf (PAP–LAP) zweidimensional aufgetragen, so zeigt sich graphisch das Verhältnis (AoP–RAP)/(PAP–LAP). Dieses Verhältnis sollte mindestens 5 betragen (s. Text). Bei diesem Polytraumatisierten führte das „standard management" zu einer Situation mit erhöhtem pulmonal-vaskulären Widerstand (*, 0 h). Erst nach 24 h der Therapie mit Phentolamin und Isoproterenol ist der Widerstandsquotient knapp normal, nach 4 Tagen – jetzt unter der alleinigen Therapie mit Phentolamin – ist nun der Widerstand im kleinen Kreislauf relativ zum Widerstand im großen Kreislauf deutlich erniedrigt. Nach 6 Tagen bleibt auch nach Absetzen aller pharmakologischer Therapie ein akzeptables Widerstandsverhältnis (vg. Abb. 11 und 14)

vaskuläre Widerstand ist der Quotient von Druckdifferenz über dem Gefässystembett dividiert durch den Herzindex (Abb. 12, Formel 2). Wird der Systemwiderstand durch den pulmonalen Widerstand dividiert (Abb. 12, Formel 3), so fällt der Herzindex durch Kürzung weg (Abb. 12, Formel 4). Somit bleibt: Das Verhältnis von Systemwiderstand (SVR) zu pulmonalem Widerstand (PVR) ist durch den Quotient von Druckdifferenz über dem Systemkreislauf (AoP–RAP) zur Druckdifferenz über dem pulmonalen Kreislauf (PAP–LAP) eindeutig definiert, d.h. die Messung der Mitteldrucke in einer Arterie (AoP), dem rechten Vorhof (RAP oder ZVD), der Arteria pulmonalis (PAP) und dem linken Vorhof (LAP resp. PCWP) reicht aus, um das Verhältnis des systemischen Gefäßwiderstandes zum pulmonalen Gefäßwiderstand zu bestimmen.

Wird für einen Polytraumatisierten mit pulmonal-vaskulärer Hypertension der Widerstandsquotient SVR/PVR zweidimensional dargestellt, indem die Druckdifferenz über dem Systemkreislauf (AoP–RAP) gegen die Druckdifferenz über dem Lungenkreislauf (PAP–LAP) aufgetragen wird (Abb. 13), so beträgt dieser Quotient bei Behandlungsbeginn (Zeit: 0 Uhr) weniger als „3", nach Behandlung jedoch fast „10". Sobald der Quotient von Systemwiderstand und Pulmonalwiderstand deutlich über „5" liegt, besteht keine behandlungsbedürftige pulmonalvaskuläre Hypertension mehr.

Der „aorto-pulmonale Quotient". Wird dieser Gedankengang mit der Absicht der weiteren Vereinfachung des evtl. unterschiedlichen Einflusses von rechtem und

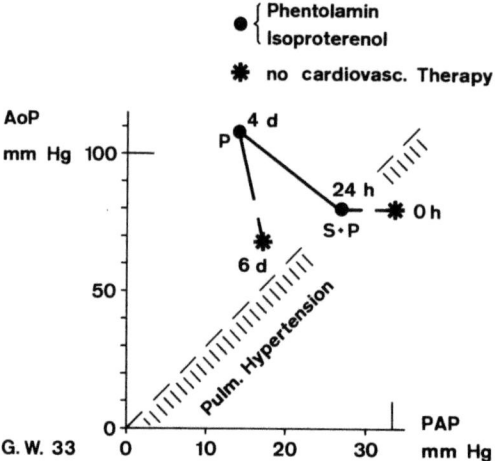

Abb. 14. Wird der Aortendruck (*AoP*) und der pulmonal-arterielle Druck (*PAP*) graphisch gegeneinander aufgetragen, so wird der „aorto-pulmonale Quotient" graphisch sichtbar. Normalerweise beträgt dieser Quotient 5, fällt er unter 3, liegt mit Sicherheit eine pulmonal-vaskuläre Hypertension vor (Einschränkungen sind im Text beschrieben). Derselbe Verlauf wie in Abb. 11 und 13

linkem Vorhofdruck vernachlässigt, so wird der mittlere Aortendruck durch den pulmonal-arteriellen Mitteldruck dividiert (Abb. 14). Beträgt dieser aorto-pulmonale Quotient mindestens „3", so besteht i. allg. keine therapiebedürftige pulmonal-vaskuläre Hypertension, d. h. beim aortalen Mitteldruck von 100 mm Hg sollte der pulmonal-arterielle Mitteldruck niedriger als 33 mm Hg sein.

Da der aorto-pulmonale Quotient, namentlich aber der Widerstandsquotient, in der Praxis sich gegenüber dem PAP als brauchbarer erwiesen hat, stellt sich die Frage, weshalb bei polytraumatisierten Patienten der absolute Wert des pulmonal-arteriellen Druckes diagnostisch nicht eindeutig ist. Der Kreislauf polytraumatisierter Patienten befindet sich in einem außerordentlich labilen Zustand; nehmen Erregung oder Schmerzen nur wenig zu, so führen sie zu vorübergehendem Druckanstieg sowohl im pulmonalen als auch synchron im systemischen Kreislauf. Dies bedeutet: Jede absolute Hypovolämie (z. B. nach Blutung oder nach „erfolgreicher" Diuretikatherapie etc.) wie auch jede relative Hypovolämie (z. B. nach Verabreichung von Analgetika) führen gleichzeitig zum Abfall des pulmonal-arteriellen wie auch des aortalen Drucks. Der pulmonal-arterielle Druck allein ist zu sehr abhängig von oft nur flüchtigen Veränderungen des Herzminutenvolumens oder von synchronen (funktionellen) Widerstandsveränderungen in beiden Kreisläufen. Deshalb ist der PAP in dieser Phase des Verlaufs starken Schwankungen unterworfen und erlaubt für sich allein keine sichere Frühdiagnose einer vaskulär bedingten pulmonal-arteriellen Hypertension; der Widerstandsquotient (oder der aorto-pulmonale Quotient) läßt jedoch diese Diagnose auch im kreislauflabilen Frühstadium stellen.

Die arterielle Druckkurve im „low flow syndrome". Wird der Patient unter Standard-Bedingungen beatmet (z. B. 8 × 15 ml/kg KG bei PEEP = 10 cm H_2O), so ist ein

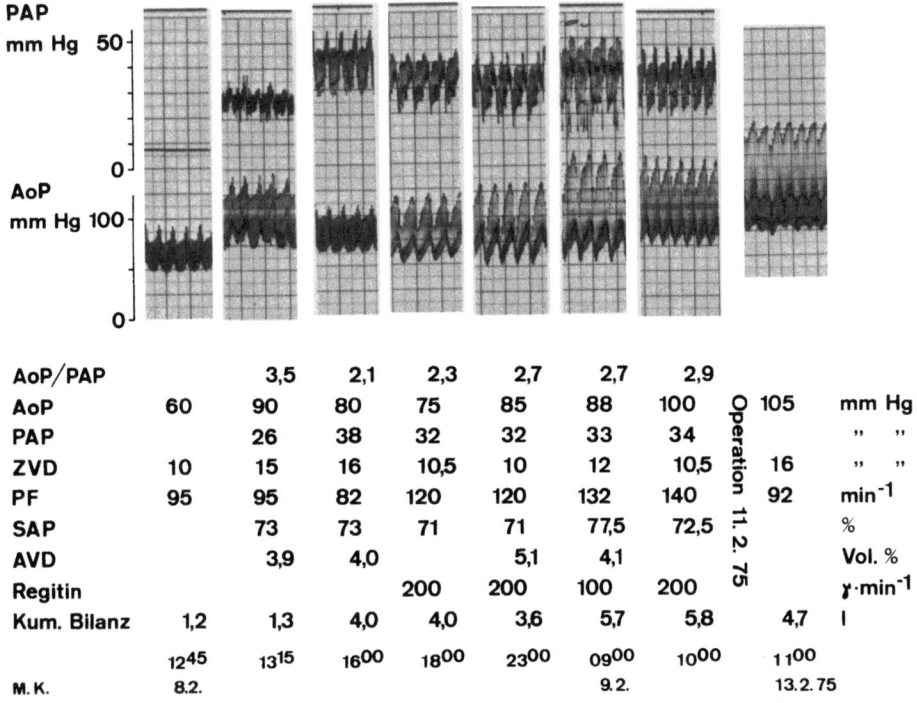

Abb. 15. Phasische Registrierung von Aortendruck und pulmonal-arteriellem Druck sowie Mittelwertprotokolle von Aortendruck (*AoP*), pulmonal-arteriellem Druck (*PAP*), Rechtsvorhofdruck (*ZVD*), Pulsfrequenz (*PF*), gemischt-venöser Sättigung (*SAP*) and arteriovenöser Differenz (*AVD*). Die Volumentherapie kann der kumulativen Bilanz entnommen werden. Pharmakotherapie: Phentolamin (Regitin[R]). Während der initialen Transfusionsphase entwickelt sich die pulmonale Hypertension. Unter Phentolamin fällt der pulmonalvaskuläre Widerstand wieder ab, und der exspiratorische rasante Abfall des systolischen Blutdrucks mit Verkleinerung der Druckamplitude ist am anderen Morgen, 10.00 Uhr, nicht mehr frappant (s. Text)

beachtenswertes Phänomen der phasischen Blutdruckregistrierung leicht zu erfassen. Auch beim kreislaufgesunden beatmeten Patienten fällt bei Beginn der Exspiration der arterielle Druck um einige mm Hg ab, und auch eine geringe Abnahme der Druckamplitude kann schon normalerweise festgestellt werden. Ist aber das Herzminutenvolumen bis an die Grenze des Schocks erniedrigt (sog. low flow syndrome), so zeigt sich bei Beginn der Exspiration erstens ein rasanter Abfall des arteriellen Drucks innerhalb einiger weniger Herzschläge und zweitens eine stark ausgeprägte Verkleinerung der Druckamplitude (Abb. 15) [14]. Diese Veränderung unter Überdruckbeatmung hat nichts zu tun mit dem (weil umgekehrt nur scheinbar) ähnlichen Phänomen, welches unter Spontanatmung schon vor langer Zeit aufgefallen ist und mit dem irreführenden Ausdruck „paradoxer Puls" bezeichnet wird. Das hier beschriebene Phänomen ist verwirrenderweise auch schon als „reversed paradoxe pulse" bezeichnet worden. Es muß betont werden, daß sowohl der sog. „paradoxe Puls" als auch der hier beschriebene sog.

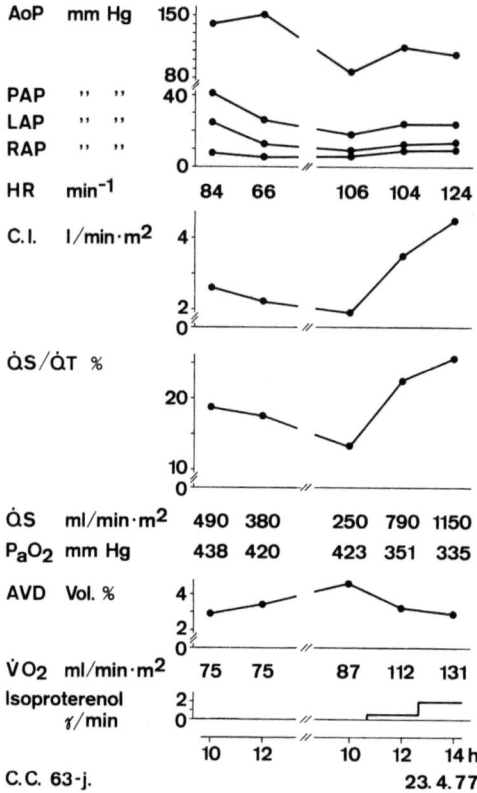

Abb. 16. Herzindex (*CI*) und intrapulmonaler Rechts-links-Shunt ($\dot{Q}_S/\dot{Q}_T$) verändern sich gleichsinnig, weshalb bei Abfall des Herzminutenvolumens der arterielle Sauerstoffdruck (P_aO_2) konstant bleibt und bei Anstieg des Herzminutenvolumens sogar abfallen mag. Das Beispiel zeigt die Veränderungen von Hämodynamik und Gasaustausch an einem 63jährigen Polytraumatisierten. Eine systemische Hypertension mit Linksherzinsuffizienz ist initial vorhanden; unter der Behandlung mit Isoproterenol (special circulatory management) steigt der Herzindex und damit auch $\dot{Q}_S/\dot{Q}_T$; Herzindex und Sauerstoffaufnahme erreichen nach einigen Stunden ihre „Bedarfs-Werte" (s. Text). *AoP*=Aortendruck, *PAP*=pulmonalarterieller Druck, *LAP*=Linksvorhofdruck (gemessen als PCWP), *RAP*=Rechtsvorhofdruck, $\dot{Q}_S$=intrapulmonal rechts-links-geshunteter Blutfluß pro Quadratmeter Körperoberfläche, V_{O_2}=Sauerstoffaufnahme

„reversed paradoxe pulse" qualitativ normale Phänomene sind: Bei Spontanatmung ist der intratracheale Druck bei Inspiration negativ, und der Abfall des arteriellen Drucks bei Inspiration ist normal. Bei Überdruckbeatmung ist aber der intratracheale Druck bei Inspiration erhöht, und der Abfall des arteriellen Drucks in Exspiration ist normal. Ist nun unter Spontanatmung das qualitativ normale Phänomen quantitativ stärker ausgeprägt, und zwar so stark, daß es auch dem unaufmerksamen klinischen Untersucher nicht entgeht, so bezeichnet der allgemeine Sprachgebrauch dies als „paradoxen Puls". Dieses Zeichen gilt bei Spontanatmung als typisch für Herztamponade. Die inspiratorisch-exspiratorische Differenz des systolischen Blutdrucks beträgt dann mehr als 25 mm Hg. Nimmt unter Überdruckbeatmung das jetzt umgekehrte und qualitativ ebenfalls normale Phänomen quantitativ zu und findet sich exspiratorisch zusätzlich eine wesentliche Verkleinerung der Druckamplitude, so spricht man von „reversed paradoxe pulse".

Diese formale Analyse der periodischen Veränderungen des Aortendrucks am Beatmeten kann in Sekunden die Diagnose eines „schlechten Kreislaufs" stellen lassen oder als Therapieerfolg resp. -mißerfolg beurteilt werden.

Herzzeitvolumen und Gasaustausch. Steigt das Herzminutenvolumen (Abb. 16), so steigt auch der intrapulmonale Rechts-links-Shunt (ausgedrückt in Prozent des

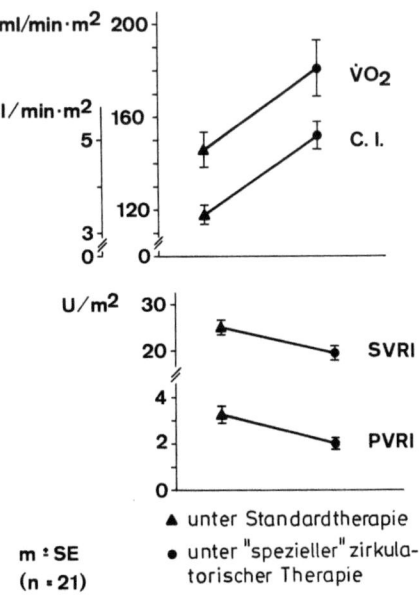

Abb. 17. Mittelwerte der hämodynamischen Untersuchungen an den 21 Patienten unserer Patientenserie, welche mit dem „standard management" alleine nicht ausreichend behandelt werden konnten (Kriterien s. Text), vor und nach dem „special circulatory management". Der Herzindex und die Sauerstoffaufnahme steigen an, der system-vaskuläre Widerstand und der pulmonal-vaskuläre Widerstand fallen ab

Herzminutenvolumens $=\dot{Q}_S/\dot{Q}_T$); gelegentlich sinkt der prozentuale Rechts-links-Shunt sogar so stark, daß das arterielle P_{O_2} bei Abfall des Herzzeitvolumens ansteigt [5,11–13]. Diese normale Reaktion muß in Rechnung gestellt werden; sie hat zur Folge, daß bei Patienten im Schock ein normaler, wenn nicht sogar ein auffällig hoher arterieller Sauerstoffdruck beobachtet wird. Finden wir aber bei einem Patienten im Schock oder nach Trauma einen erniedrigten arteriellen Sauerstoffdruck, so darf niemals der Schock für diese Hypoxämie verantwortlich gemacht werden; vielmehr liegt dann bereits eine pulmonale Komplikation vor. Man darf sich dann nicht damit begnügen, den Schock zu behandeln, sondern muß auch sofort (sowohl diagnostisch wie therapeutisch) die pulmonale Komplikation angehen.

Bedarfs-Herzindex. Es stellt sich nun die Frage nach Gemeinsamem in der Behandlung dieser 21 Patienten nach Trauma und Schock. Bei Vergleich der Mittelwerte von Herzminutenvolumen nach Volumentherapie (standard circulatory management) und unter der klinisch erfolgreichen Pharmakotherapie (special circulatory management) fällt auf, daß der Herzindex vor pharmakologischer Behandlung bereits 3,4 l/min · m² betrug, während er nach Erreichen des klinischen Behandlungsziels auf 5 l/min · m² angestiegen ist (Abb. 17). Somit ist das Herzminutenvolumen unter der speziellen Behandlung über den Wert angestiegen, der i. allg. als „Normwert" gilt. Ist eine „Luxusdurchblutung" herbeigeführt worden? Keineswegs: Sonst wäre die arterio-venöse Sauerstoffdifferenz a-v̄DO₂ unter der Behandlung gesunken. Dies war jedoch nicht der Fall, vielmehr ist unter der Behandlung die Sauerstoffaufnahme ($\dot{V}_{O_2}$) proportional zum Anstieg des Herzminutenvolumens angestiegen und hat etwa 180 ml/min · m² erreicht. Der Herzindex des erfolgreich behandelten Polytraumatisierten war gegenüber dem „Normwert" etwa um 50 % erhöht. Für diesen optimalen Herzindex wollen wir – analog dem

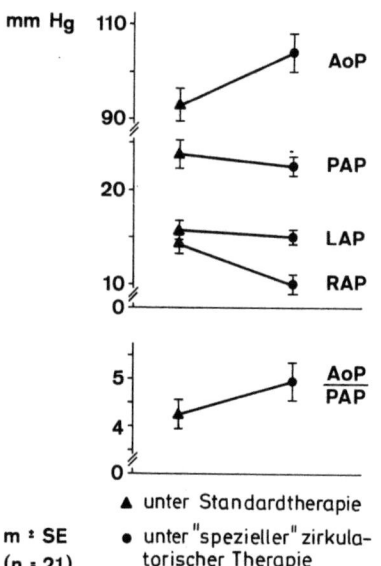

Abb. 18. Vergleiche Abb. 17. Der Aortendruck steigt an, der pulmonal-arterielle Druck fällt ab. Der aorto-pulmonale Quotient (AoP/PAP) steigt dementsprechend an

Begriff „Bedarfsvolumen" [10] – den Begriff „Bedarfs-Herzminutenvolumen" oder „Bedarfs-Herzindex" vorschlagen; er beträgt beim Polytraumatisierten 4,5–6,5 l/min · m².

Außerdem fallen sowohl der systemische als auch der pulmonal-vaskuläre Widerstand (Abb. 18), während der Aortendruck ansteigt und der pulmonal-arterielle Druck abfällt (Abb. 18). Demzufolge steigt das Verhältnis von Widerstand im Systemkreislauf zu Widerstand im pulmonalen Kreislauf (SVR/PVR) an wie auch der als rohes Maß dafür vorgeschlagene aorto-pulmonale Quotient AoP/PAP. Dabei sinkt im Mittel der linksatriale Druck (LAP) geringgradig, während der rechtsatriale Druck (RAP) stärker abfällt.

Der erhöhte „Bedarfs-Herzindex" des Polytraumatisierten erlaubt nun das Verständnis der Linksherzinsuffizienz in dieser Situation. Denn – nach Guyton et al. [1] – liegt eine Herzinsuffizienz dann vor, wenn das Herz das vom Körper erforderte Herzminutenvolumen nicht oder nicht mit normalen Mitteln pumpen kann. Dies traf bei den 21 hämodynamisch untersuchten polytraumatisierten Patienten in jedem Falle zu, denn: Der Linksvorhofdruck (LAP) war leicht erhöht, und der Herzindex (C.I.) war der Situation nicht angemessen, er entsprach nur der „Norm unter sog. Grundumsatzbedingungen". Somit war das Herz trotz leicht erhöhtem Preload nicht in der Lage, der Peripherie den „Bedarfs-Herzindex" zur Verfügung zu stellen, und der Herzindex mußte durch Pharmaka verbessert werden. Das Herz dieser polytraumatisierten Patienten war – nach Guyton – also nicht in der Lage, mit normalen Mitteln das notwendige Schlagvolumen auszuwerfen: Das Herz war insuffizient.

Behandlungsresultat und Behandlungsdauer. Das Behandlungsresultat der besprochenen Patientengruppe läßt sich wie folgt zusammenfassen (Tabelle 2): 62 Patien-

Tabelle 2. Alter der 62 Polytraumatisierten und Intensivpflegedauer (ICU-Tage) der 54 überlebenden und 8 gestorbenen Patienten

	62 Polytraumatisierte	
	Alter m = 33,2 J min = 10 J max = 78 J	
Überlebt: 54 Patienten		Gestorben: 8 Patienten
	ICU-Tage	
m = 10,9 min = 2 max = 54		m = 6,5 min = 1 max = 19 67j., 53j., 35j., 22j., 18j., 18j., 17j., 13j.

ten wurden behandelt; 54 Patienten haben überlebt; ihr Aufenthalt auf der Intensivpflegestation betrug im Mittel 10,9 Tage. Der Aufenthalt der 8 Gestorbenen betrug im Mittel 6,5 Tage. Die Analyse der Todesursachen soll in einem späteren Abschnitt vorgelegt werden (s. S. 90).

Späte Folgen von Schock und Trauma

Die Normalisierung der peripheren Zirkulation zeigt an, daß der „Bedarfs-Herzindex" erreicht ist. Sind jetzt auch die anderen, durch Schock und Trauma gestörten Funktionskreise unauffällig (Respiration, Niere, Gerinnung), so soll unter Fortführung der mechanischen Beatmung die definitive operative Versorgung durchgeführt werden, d.h. sämtliche bisher nicht angegangenen Verletzungen, insbesondere die Osteosynthese-bedürftigen Frakturen, sollen jetzt operiert werden. Die Begriffe „Frühoperation" oder „Frühosteosynthese" bedeuten also: ohne Verzug, aber auch ohne Hast.

Diese als Wahleingriffe durchzuführenden Frühoperationen müssen sorgfältig geplant werden, damit im Hinblick auf das beste Spätergebnis in der operativen Technik keine Kompromisse eingegangen werden müssen. Sowohl der Patient als auch der Operateur sollen sich im Operationssaal in optimalem physiologischen Zustand befinden. Wie früh eine Frühoperation durchgeführt wird, kann nur retrospektiv in Stunden angegeben werden.

Die „gefährliche Wende zum Guten". Mit Abschluß der operativen Versorgung sind noch nicht alle Gefahren gebannt. Denn selbst, wenn der pulmonale Verlauf bisher günstig war, kann jetzt eine für diesen Verlaufsabschnitt typische Kreislaufveränderung zu einer relativ späten pulmonalen Komplikation mit potentiellem Übergang ins ARDS führen.

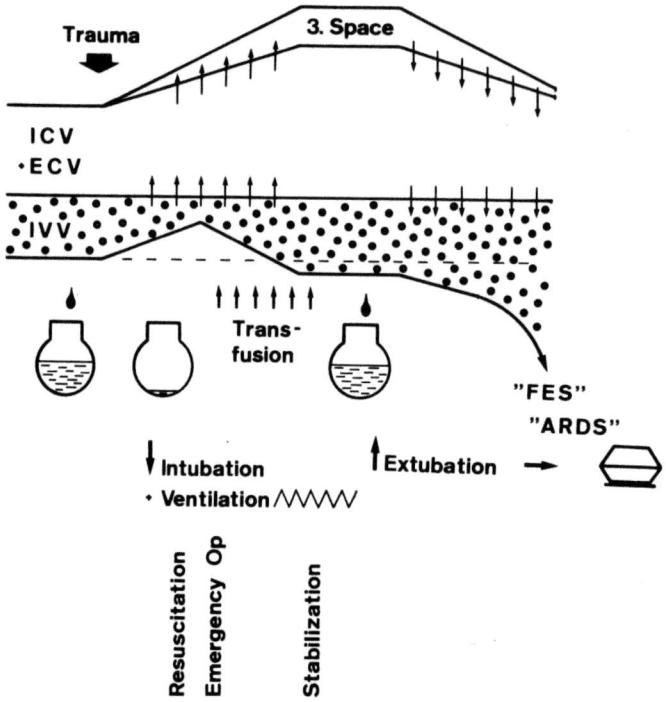

Abb. 19. Schematische Darstellung des Aufbaus eines dritten Raumes und Vermehrung der intra- und extrazellulären Flüssigkeit nach Trauma und der Vergrößerung des intravaskulären Raumes (innere Transfusion) während der Rückbildung des dritten Raumes. Entstehungsmöglichkeit der akuten respiratorischen Insuffizienz nach freiem Intervall durch „innere Retransfusion" (s. Text)

Zum besseren Verständnis stellen wir die verschiedenen Räume bildlich dar (Abb. 19). Das Körpergewicht ist dabei die Summe von intrazellulärem Volumen (ICV), extrazellulärem Volumen (ECV) und intravasalem Volumen (IVV); das Trauma hatte Blutungen und Extravasationen verursacht, die zunächst eine Verkleinerung des intravasalen Raumes zur Folge hatten, und während durch die Transfusionstherapie das intravasale Volumen wieder normalisiert worden war, hatte sich in Form von nicht drainierten Hämatomen, Ergüssen, Ödemen wie auch in den Darmschlingen eine große Menge von Wasser, Elektrolyten, Eiweißen und teilweise auch von Erythrozyten vom Kreislauf sequestriert, d. h. ein großer dritter Raum ist entstanden. Mit der Transfusion ist der intravasale Raum laufend wieder aufgefüllt worden, und unter der zusätzlichen Hilfe von Beatmung und evtl. vom „special circulatory management" sind nun Lungen- und Kreislauffunktionen unauffällig. Die Frühoperationen sind somit bei erhöhtem intrazellulären und extrazellulären Raum, vor allem aber bei einem großen dritten Raum durchgeführt worden. Im Zuge der nach 2–4 Tagen folgenden „Heilung" werden diese Flüssigkeitsmengen wieder mobilisiert und zunächst in den intravasalen Raum rückresorbiert. Die zurückfließende Flüssigkeitsmenge muß nun durch überschießende Diurese eliminiert werden. Sogar bei Jugendlichen gelingt diese

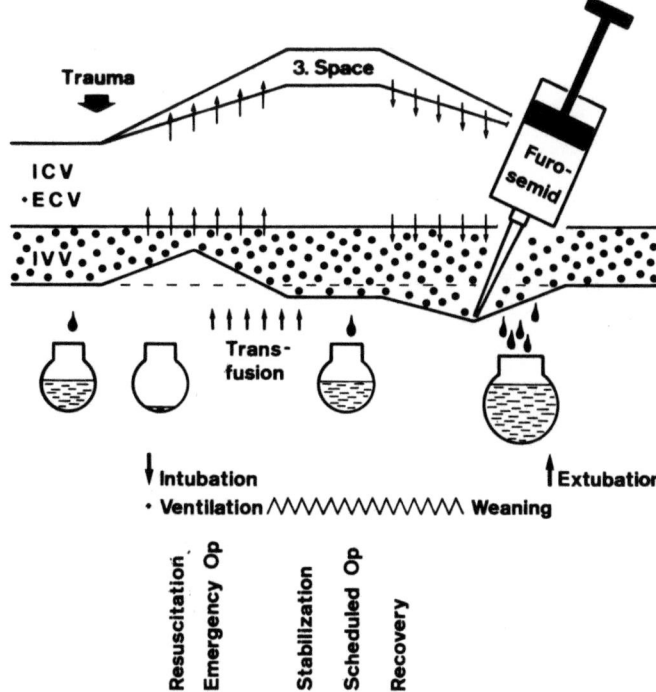

Abb. 20. Gleiche Ausgangssituation wie Abb. 19, jedoch durch massive negative Wasserbilanz mit Diuretica wird in der Phase der „inneren Transfusion" das intravasculäre Volumen normalisiert

Elimination jedoch oft nicht ausreichend rasch. Großer und kleiner Kreislauf werden durch diese „endogene Transfusion" überladen. Im Systemkreislauf beobachtet man eine arterielle Hypertension, und auf der Seite des kleinen Kreislaufs kann jetzt – also während der Heilphase – eine respiratorische Insuffizienz auftreten; diese verläuft besonders dramatisch, wenn bereits extubiert worden ist. Der Rechtsvorhofdruck steigt meist nur unwesentlich, so daß der dringend notwendige Alarm davon nicht ausgelöst wird. Am Anstieg des pulmonalarteriellen oder linksatrialen Druckes ist der Rückstrom der Flüssigkeit in den intravaskulären Raum jedoch regelmäßig erkennbar [9].

Negative Wasserbilanz als Therapie. In dieser Phase muß mit massiver diuretischer Therapie und forcierter Diurese die jetzt absolut notwendige negative Wasserbilanz (mit Abnahme des Körpergewichtes) in kürzester Zeit erreicht werden (Abb. 20). Diuretika müssen ausschließlich nach dem erreichten Effekt, d.h. nach der erreichten negativen Wasserbilanz dosiert werden; Diuretika sollen also nicht in „mg" dosiert werden. Wenn in einer solchen Situation angenommen werden muß, daß in den folgenden 6 h eine negative Wasserbilanz von z. B. 2000 ml erreicht werden soll und in diesen 6 h (wegen intravenöser Ernährung) eine intravenöse Zufuhr von 600 ml unumgänglich scheint, so kann die geforderte

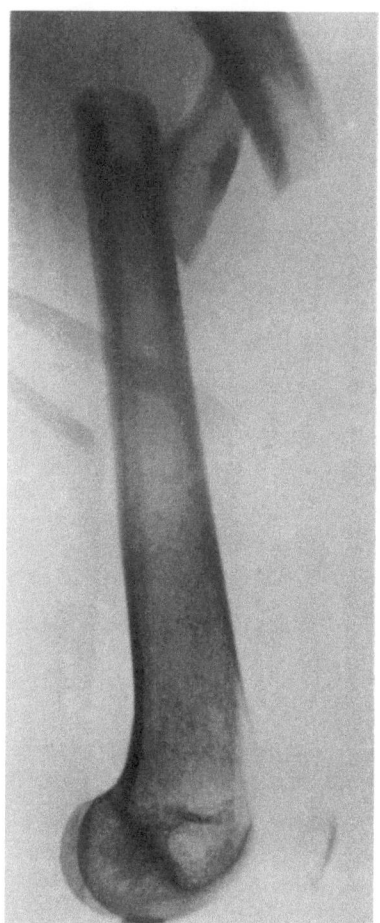 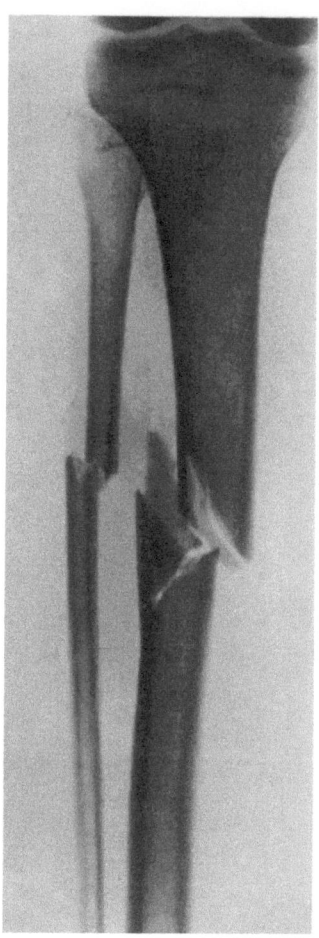

Abb. 21. Mehrfragmentfrakturen von Femur und Tibia eines jungen Polytraumatisierten

Negativbilanz von 2000 ml nur erreicht werden, wenn die Diurese in diesen 6 h etwa 2400 ml erreicht:

Forderung: negative Bilanz von 2000 ml in 6 h

Ausführung:

Plus		*Minus*	
Infusion	600 ml	Perspiratio	200 ml
		Urin	2400 ml
	+600 ml		−2600 ml
	Bilanz:	−2000 ml	

Diese Abschätzung beruht auf der Annahme einer Perspiratio insensibilis von 800 ml/24 h, d.h. 200 ml für die geplanten 6 h. Die errechneten 2400 ml Urin in 6 h

Hämodynamische Veränderungen

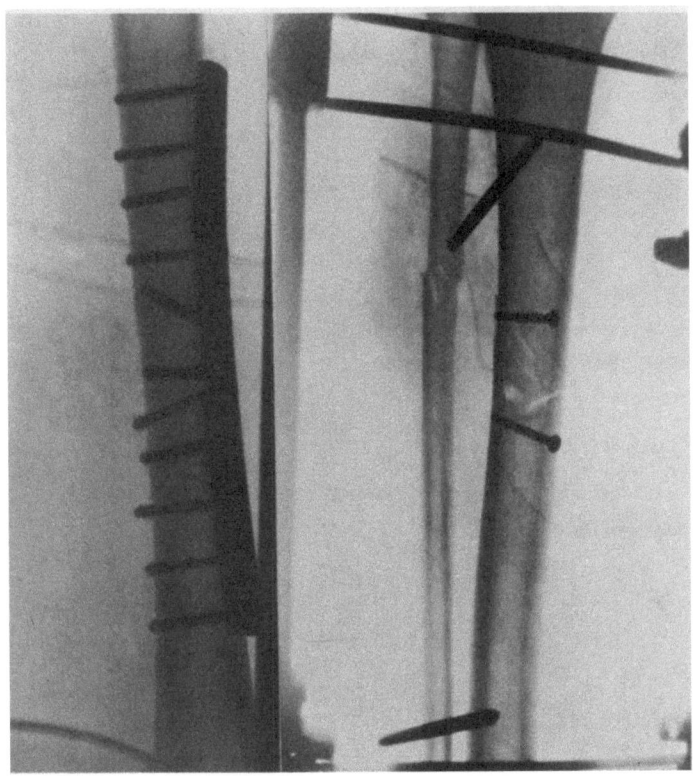

Abb. 22. Zustand nach Frühoperation der Frakturen von Abb. 21

führen zur Forderung einer Diurese von 400 ml/h während 6 h. Verordnet wird nur die zu fordernde Diurese, und das zu verwendende Diuretikum wird festgelegt, während die Dosierung der einzelnen Applikation des Diuretikums und die Bestimmung der Intervalle bis zu den nächsten Applikationen der Intensivpflegeschwester übertragen wird. Auf diese Weise werden die geforderten Stunden-Urin-Portionen und damit die geplante negative Wasserbilanz ohne Verzögerung tatsächlich erreicht. Eine typische Krankengeschichte soll diese Komplikation und ihre Behandlung zeigen:

Beispiel. Ein 22jähriger Motorradfahrer (Abb. 21) erlitt bei einer Massenkarambolage offene Mehrfragmentfrakturen von Femur und Tibia auf der einen Seite, eine Kniebinnenverletzung auf der Gegenseite sowie ein stumpfes Bauchtrauma. Einlieferung des schockierten Patienten per Helikopter. Nach zügiger Behandlung mit Volumenersatz (u. a. mit Frischplasma) und volumenkontrollierter Beatmung konnten sowohl die „Reanimationsphase" als auch die Phase der „Stabilisierung der Physiologie" in 70 min beendet werden. Nach Frakturabklärung wurde die Indikation zur Operation gestellt. Damit konnte die Frakturversorgung schon 2 h nach dem Unfall beginnen [Plattenosteosynthese am Oberschenkel und 2 Zugschrauben und Fixateur externe am Unterschenkel (Abb. 22)]. Der definitiv versorgte Patient wurde 7 h nach dem Unfall unter Fortführung der volumenkontrollierten Beatmung auf die Intensivpflegestation gebracht.

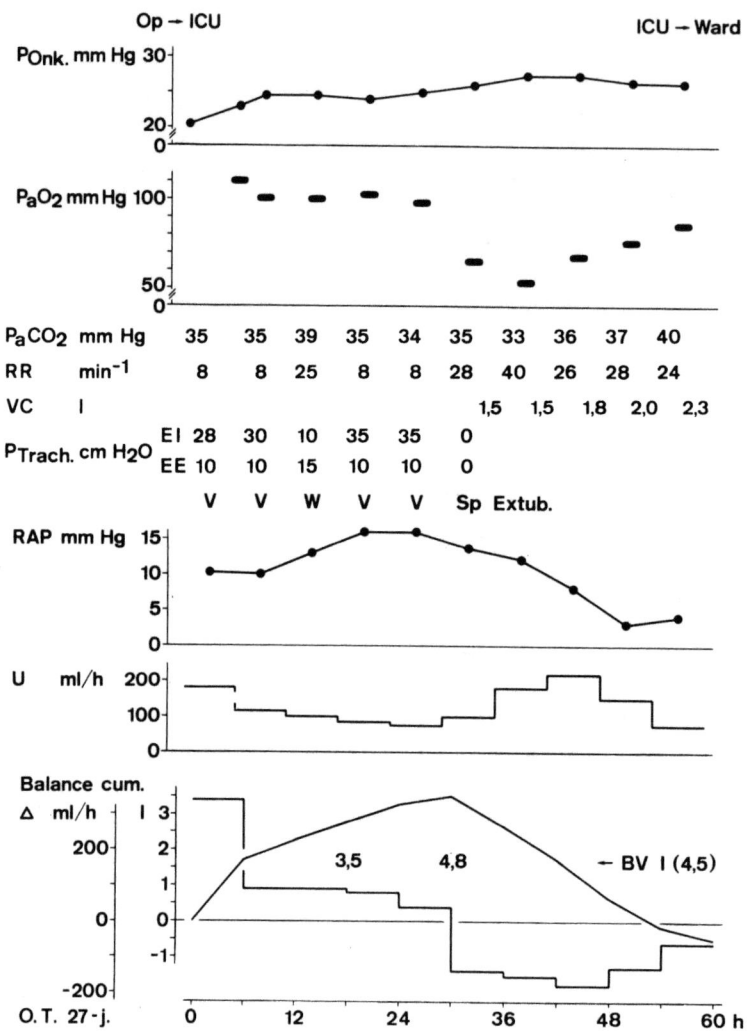

Abb. 23. Postoperativer Verlauf bei einem Mehrfachverletzten nach Frühoperation. Die „innere Transfusion" vergrößert das intravaskuläre Volumen bereits nach 24 h, so daß nach Extubation der arterielle Sauerstoffdruck rasch abfällt. Die weitere Entwicklung zur Katastrophe wird durch rasche Änderung der Bilanzplanung abgewendet: von +30 ml/h wird die Bilanz auf −200 ml/h geändert. Während die kumulative Bilanz von +4 l auf 0 absinkt, steigt das P_aO_2 und die Vitalkapazität, und der Patient kann auf die Abteilung verlegt werden

Trotz einer an und für sich günstigen Entwicklung unter der sog. „erfolgreichen Behandlung" im frühen postoperativen Verlauf kam es später zu einer bedrohlichen Veränderung (Abb. 23), zu einem Zeitpunkt, in dem die wesentlichen Probleme gelöst schienen.

Der Sauerstoffpartialdruck blieb bis zur 30. h unauffällig, die Diurese ging langsam auf 50 ml/h zurück; die Volumentherapie wurde allein nach klinischen Kriterien geführt; dabei ist die initial positive Flüssigkeitsbilanz (250 ml/h) nach 6 h zunächst auf 50 ml/h und dann auf ausgeglichene Bilanzführung (Null-Bilanz) reduziert worden. Die kumulative Bilanz (seit Operationsende) war so auf +31 gestiegen, als der Patient bei befriedigender Vitalkapazität und befriedigendem Gasaustausch einem Spontanatmungstest unterzogen und, nachdem dieser günstig ausgefallen war, extubiert wurde. Jetzt erst mußte ein drastischer Abfall des P_aO_2 festgestellt werden: zuerst auf 60 und nach wenigen Stunden sogar auf 50 mm Hg (bei $F_IO_2 = 0{,}2$). Nur die drastische negative Wasserbilanz von −3 l in 18 h, d. h. eine Diurese von 200 ml/h (Abb. 22), die mit ausschließlich „nach Wirkung" dosierten Diuretikagaben erzwungen worden ist, führte zur Normalisierung der arteriellen P_{O_2} und zum raschen Absinken der Atemfrequenz.

Zum Schluß soll noch bei diesem Patienten auf zwei weitere typische Beobachtungen hingewiesen werden: In der Phase der pulmonalen Verschlechterung sank der Rechtsvorhofdruck von 15 auf 12 mm Hg, während der kolloid-osmotische Druck von 25 auf 27 mm Hg anstieg. Diese beiden Beobachtungen illustrieren, daß die für den Gasaustausch entscheidenden hämodynamischen Veränderungen mit dem Rechtsvorhofdruck allein nur selten erfaßt werden, namentlich wenn sich gleichzeitig auch der intrathorakale Druck ändert, was bei Übergang von Beatmung auf Spontanatmung (Extubation) angenommen werden muß. Außerdem zeigt das Beispiel, daß ein Ansteigen des kolloid-osmotischen Druckes keineswegs eine Verbesserung des Gasaustauschs garantiert [17].

Zusammenfassung (früh und spät). Die Kreislauftherapie polytraumatisierter Patienten wird (in der „Reanimationsphase" wie in der „Stabilisierungsphase") zunächst mit sehr einfachen therapeutischen Mitteln (Volumenzufuhr, Frischplasma, Natriumkarbonat) und mit einfachen Überwachungsmaßnahmen (klinische Untersuchung, Diurese, ZVD, arterieller Druck und arterielle Blutgase) geführt. In einem von drei Fällen genügt dieses einfache „standard management" nicht, und es muß (sog. „special circulatory management") die Kreislaufstörung mit Hilfe des Thermodilutions-Ballonkatheters in der Arteria pulmonalis genauer untersucht werden. Diese Untersuchung zeigt, welche Komponente des Kreislaufs therapeutisch angegangen werden soll (Linksherzinsuffizienz, erhöhter pulmonal-vaskulärer Widerstand, Rechtsherzinsuffizienz, erhöhter Widerstand im Systemkreislauf); vasoaktive Pharmaka werden dann im Hinblick auf die diagnostizierte zu behandelnde Komponente gewählt und gezielt verabreicht. Nach erfolgreicher Therapie sind Sauerstoffaufnahme und Herzminutenvolumen gegenüber den Grundumsatzbedingungen Gesunder stark erhöht (auf etwa 150%). Unter Fortführung der volumenkontrollierten Beatmung mit PEEP können nun alle Frakturen in Ruhe operiert werden. In der Regel kann der Patient innerhalb weniger Tage extubiert und die Kreislauftherapie wieder abgesetzt werden. Auch die Sauerstoffaufnahme und das Herzminutenvolumen erreichen bald die bekannten Ruhewerte; dann sind sowohl der Widerstand in beiden Kreisläufen als auch das Preload beider Ventrikel wieder unauffällig. Später (in der „Erholungsphase") kann durch Rückstrom von großen Flüssigkeitsmengen aus dem dritten Raum in den intravaskulären Raum eine Überlastung beider Kreisläufe entstehen. Wird diese Rückstrombewegung nicht erkannt und sofort behandelt, so kann sich daraus auch noch so spät eine akute respiratorische Insuffizienz mit potentiellem Übergang in ein ARDS entwickeln. In dieser Phase ist die rasche und „gewaltsam" herbeigeführte negative Wasserbilanz mit „nach Wirkung dosierter Diuretikatherapie" für die Prognose entscheidend.

Eine ARI mit potentiellem Übergang in ein ARDS kann also sowohl als Folge von hämodynamischen Störungen der Frühphase (erhöhter pulmonal-vaskulärer Widerstand, Links- und Rechtsherzinsuffizienz) als auch der Spätphase (intravaskuläre Hypervolämie) auftreten.

Hämodynamische Folgen des ARDS

Bisher war von primären hämodynamischen Störungen die Rede, von Störungen, die Anlaß zur Entstehung eines ARDS geben können; von ihnen zu unterscheiden sind sekundäre hämodynamische Störungen bei ARDS, d. h. Störungen, die von einem bereits etablierten ARDS verursacht werden. Die Fibrose, der Kapillarschwund und die Beatmung, die in diesem Stadium selbst bei reduziertem Atemzugsvolumen nur mit hohem Beatmungsdruck möglich ist, verursachen alle einen Anstieg des Strömungswiderstandes im pulmonalen Gefäßbett; diese vaskuläre (aktive) pulmonale Hypertension (PVH) ihrerseits führt zur Rechtsherzinsuffizienz. Der Kliniker steht dann vor der Wahl, die Beatmung mechanisch schonender durchzuführen, d. h. das Atemminutenvolumen zu reduzieren oder die Pharmakotherapie (Rechts-)Herzinsuffizienz-eskalierend zu intensivieren. Beides führt in diesem Stadium kaum mehr zum Erfolg. Beim Versuch, das Atemzugvolumen zu reduzieren und kompensatorisch die Beatmungsfrequenz zu erhöhen, ist die kritisch kurze Exspirationszeit bald erreicht und damit auch die atemmechanisch höchstmögliche Beatmungsfrequenz, so daß – in einer Phase ohne akute Infektion – die erhöhte Totraumventilation (V_D/V_T um 0,8) unvermeidlich zur Hyperkapnie führt. Wird jedoch versucht, mit Änderung der Pharmakotherapie das Herzminutenvolumen weiter zu steigern, so muß immer auch das intravaskuläre Volumen vergrößert werden; damit wird dann zwar die Perfusion der hyperventilierten Gebiete verbessert und die Totraumventilation gesenkt, aber um den Preis einer Vergrößerung des Rechts-links-Shunts, so daß das F_IO_2 erneut erhöht werden muß.

Zur Entlastung der Lungenstrombahn und des rechten Herzens wurden versuchsweise zwei Methoden eingesetzt:

1. Hypothermie. Bei Abfall der Kerntemperatur sinkt der Stoffwechsel und damit das notwendige Herzzeitvolumen. Sinkt die Temperatur unter 30 °C, so droht spontanes Kammerflimmern. Bei Hypothermie bis 30 °C werden jedoch Sauerstoffaufnahme und Kohlensäureabgabe höchstens um 30% gesenkt; das Herzzeitvolumen kann also nicht entscheidend abfallen. Die Erfolge sind enttäuschend.

2. ECMO (Extra Corporal Membrane Oxygenation): Der partielle extrakorporale Kreislauf mit Membran-Oxygenation ist mit Enthusiasmus angewandt worden. Die Ventilation kann dabei bis auf 20% gesenkt werden und durch entsprechende Reduktion des die Lunge durchströmenden Anteils des Herzzeitvolumens wird der rechte Ventrikel deutlich entlastet. Zur Zeit kommt es allerdings rascher (d. h. bereits nach einigen Tagen) zu Komplikationen durch die Membran-Oxygenation, als daß die Lunge mit voll ausgebildetem ARDS heilen könnte, denn die Heilung würde Wochen in Anspruch nehmen. ECMO wird heute nur noch im Rahmen multizentrischer Studien ernsthaft angewendet. Die Letalität von ECMO bei ARDS ist dieselbe wie diejenige von CPPV bei ARDS, der Aufwand aber unvergleichbar viel größer [18]. Die Methode hat somit noch keinen Dienstleistungscharakter erreicht. Die meisten Zentren haben heute die Anwendung von ECMO sistiert und warten die Resultate der erwähnten Studie ab. Prinzipiell ist der Weg aber richtig, denn das ARDS kann ausheilen, wenn der Patient nicht vorher erstickt. Allerdings wollen wir unseren Verdacht nicht verhehlen, daß nämlich diejenigen Patienten, die bei uns das Spätstadium eines ARDS überlebt haben, noch einige Inseln mit geringer ausgeprägtem ARDS hatten und daß ihnen diese Inseln das Überleben bis zur Ausheilung der veränderten Lungenpartien gestattet haben.

Im Endstadium steht der behandelnde Arzt heute vor der traurigen Alternative, den Patienten bei guten Blutgasen an der Rechtsherzinsuffizienz mit low output failure und akutem Nierenversagen sterben oder bei ordentlichem Kreislauf und ungestörter Nierenfunktion an Hyperkapnie (falls ein akuter pneumonischer Infektionsschub vorliegt: an Hypoxämie) ersticken zu lassen.

Literatur

1. Guyton AC, Jones CE, Coleman TG (1973) Circulatory physiology: cardiac output and its regulation. 2nd edn. Saunders, Philadelphia London Toronto
2. Hehne HJ, Wolff G (1976) Therapie der Verbrauchskoagulopathie im hämorrhagischen Schock mit tiefgefroren konserviertem Frischplasma. Langenbecks Arch Chir. 342:559
3. Hehne HJ, Nyman D, Burri H, Wolff G (1976) Tiefgefrorenes Frischplasma in der Behandlung der intravasalen Gerinnung. In: 2. Internationaler Kongreß für Notfallchirurgie 19.–21.6.75, Zürich. Kongreßbericht, Bd 2. Perimed, Erlangen, S 175
4. Rüedi T, Wolff G (1975) Die Vermeidung posttraumatischer Komplikationen durch die frühe definitive Versorgung von Polytraumatisierten mit Frakturen des Bewegungsapparates. Helv Chir Acta 42:507
5. Steenblock U, Mannhart H, Wolff G (1976) The effect of hemorrhagic shock on intrapulmonary right-to-left shunt ($\dot{Q}_S/\dot{Q}_T$) and dead space (V_D/V_T). Respiration 33:133
6. Steenblock U, Claudi B, Allgöwer M, Wolff G (1977) Frühzeitige Beatmung mit PEEP in der Behandlung mehrfach verletzter Patienten. Langenbecks Arch Chir 342:608
7. Wolff G (1975) Die postoperative respiratorische Insuffizienz. Helv Chir Acta 42:613
8. Wolff G (1977) Die Urogenitalverletzung beim Polytraumatisierten. Helv Chir Acta 44:307
9. Wolff G (im Druck) Polytrauma ohne respiratorische Insuffizienz durch Koordination von Intensivmedizin und Chirurgie. Intensivmedizin-Notfallmedizin-Anästhesiologie. Thieme, Stuttgart
10. Wolff G, Gigon JP, Enderlin F (1965) Blutfluß und Bedarfsvolumen im Schock. Med Hyg 23:660
11. Wolff G, Grädel E, Claudi B, Rist M, Schwab T (1972) Der Einfluß des akut erniedrigten Herzminutenvolumens auf den intrapulmonalen Rechts-links-Shunt. Schweiz Med Wschr. 102:198
12. Wolff G, Hasse J, Claudi B, Riedl B, Grädel E (1973) Erhöhter intrapulmonaler Rechts-links-Shunt unter sauerstoffreicher Dauerbeatmung bei tiefem Herzminutenvolumen. In: Internationales Symposium über Lungenveränderungen bei Langzeitbeatmung, 14.–16.10.71, Freiburg i. Br. Thieme, Stuttgart, S 122
13. Wolff G, Dittmann M, Claudi B, Pochon JP (1976) Früherkennung von Gasaustauschstörungen. In: 2. Internationaler Kongreß für Notfallchirurgie, 19.–21.6.75, Zürich. Kongreßbericht, Bd 2. Perimed, Erlangen, S 137

14. Wolff G, Grädel E, Gasser D (1977) Die künstliche Beatmung auf Intensivstationen, 2. Aufl. Springer, Berlin Heidelberg New York
15. Wolff G, Dittmann M, Frede KE (1978) Klinische Versorgung des Polytraumatisierten: Indikationsprioritäten und Therapieplan. Chirurg 49:737
16. Wolff G, Dittmann M, Rüedi T, Buchmann B, Allgöwer M (1978) Koordination von Chirurgie und Intensivmedizin zur Vermeidung der posttraumatischen respiratorischen Insuffizienz. Unfallheilkunde 81:425
17. Wolff G, Reusser P, Lehmann K, Buchmann B, Gruber UF, Oberholzer M (im Druck) Die Bedeutung des kolloid-osmotischen Druckes für den Gasaustausch unter Beatmung. Intensivmedizin-Notfallmedizin-Anästhesiologie. Thieme, Stuttgart
18. Zapol WM (1978) Membrane lung therapy of acute respiratory failure. Intens Care Med 4:171

4.2 Hämodynamische Folgen der maschinellen Beatmung

P. M. Suter[1]

Die schweren respiratorischen Störungen beim Patienten mit ARDS müssen meistens mit einer künstlichen Beatmung behandelt werden. Die Anwendung eines positiven end-exspiratorischen Druckes (PEEP) führt dabei zu einer deutlichen Verbesserung der Lungenfunktion und stellt heute die beste therapeutische Möglichkeit zur Beeinflussung des pulmonalen Gasaustausches und des klinischen Verlaufes dar. Diese einerseits für die respiratorischen Störungen indizierte und erfolgreiche Therapie führt jedoch andererseits häufig zu einer Beeinträchtigung der Herz-Kreislauf-Funktion [9, 13]. Mehrere Faktoren sind für die Veränderungen des Herzzeitvolumens und der Organdurchblutung unter Beatmung mit PEEP verantwortlich:

1. Der erhöhte intrathorakale Druck verursacht eine Verminderung des venösen Rückflusses zum Herzen. Dies führt dann zu einer Verminderung der Füllungsdrucke im rechten Herzen und damit über den Frank-Starling-Mechanismus zu einer Erniedrigung der Auswurfleistung des rechten Herzens [3].

2. Eine Erhöhung des vaskulären Widerstandes im Lungenkreislauf wird beim schweren ARDS häufig beobachtet [18]. Dies kann zur Dilatierung des rechten Ventrikels und einer Verschiebung des Septums in den linken Ventrikel führen [12].

3. Die Auswurfleistung des linken Ventrikels wird ebenfalls erniedrigt, wobei zusätzlich zur verminderten Füllung eine Verschlechterung der Kontraktilität eine Rolle spielt [1, 14, 16].

4. Die Nierenfunktion kann sich infolge der veränderten Herzfunktion verschlechtern. Zusätzlich spielen dabei auch eine Umverteilung der intrarenalen Perfusion durch PEEP [4] sowie die venöse Stauung eine Rolle [12]. Eine vermehrte Ausschüttung des antidiuretischen Hormons während der Beatmung mit PEEP kann außerdem die Retention von Wasser fördern [10].

5. Die Leberfunktion wird unter Beatmung mit PEEP durch die Behinderung des venösen Rückflusses in den Thorax sowie eine Verminderung der Pfortaderperfusion und des Gallenabflusses beeinflußt [6, 7].

Eine Anpassung des Beatmungsmusters an jeden einzelnen Patienten ist notwendig.

Am besten geschieht dies durch eine Messung des Gasaustausches, d.h. von arteriellem Sauerstoffpartialdruck, intrapulmonalem Rechts-links-Shunt und physiologischem Totraum sowie der Herz-Kreislauf-Funktion, d.h. von Herzzeitvolumen, arteriellem Blutdruck, Pulmonalarteriendruck und den Füllungsdrucken

---

1 Soins Intensifs Chirurgicaux, Institut d'Anesthésiologie, CH-1211 Genève

im linken und rechten Vorhof. Diese präzise Analyse von Lungen- und Kreislauffunktion ist jedoch kompliziert, aufwendig und nicht in jeder Intensivstation durchführbar. Es gibt nun einfachere Messungen, welche bei diesen Patienten eine Schätzung von optimaler Lungenfunktion und Sauerstofftransport erlauben [12, 17]:

1. Die totale statische Compliance des respiratorischen Systems gibt eine Angabe über den Bereich der besten Dehnbarkeit und damit der idealen Beatmung von der Lungenmechanik her beurteilt;

2. der Sauerstoffpartialdruck des gemischt venösen Blutes ist die Resultante von drei Faktoren: pulmonaler Gasaustausch, Sauerstofftransport durch das Herzminutenvolumen und peripherer Sauerstoffverbrauch.

Diese beiden Größen, totale statische Compliance und gemischt venöser Sauerstoffpartialdruck, sind einfach zu bestimmen und erlauben dadurch eine Adaptation der Beatmungsform und des PEEP, um einen optimalen Sauerstofftransport beim einzelnen Patienten zu erzeugen.

Bei sehr stark eingeschränktem pulmonalen Gasaustausch muß der PEEP in gewissen Fällen über diese Werte hinaus erhöht werden, was meistens zu einer Erniedrigung des Herzzeitvolumens führt.

Diese Kreislaufdepression kann durch zwei Maßnahmen behandelt werden: durch eine Erhöhung des zirkulierenden Blutvolumens oder durch Kardiotonika. Qvist et al. [15] haben im Hundeversuch gezeigt, daß der Abfall des Herzzeitvolumens durch PEEP mit einer Bluttransfusion von 25% des Blutvolumens korrigiert werden kann. Beim Menschen bestehen klinische Anhaltspunkte für die Wirksamkeit einer intravaskulären Hypervolämie zur Behandlung der verminderten Füllungsdrucke unter Beatmung mit PEEP [12]. Die Katecholamine Isoproterenol und Dopamin können zur Steigerung der Herzmuskelkontraktilität und damit zur Erhöhung des Herzzeitvolumens eingesetzt werden. Dopamin besitzt gewisse Vorteile: Seine Wirkung an den Gefäßen führt zu einer Erhöhung der Durchblutung von Niere und Mesenterialkreislauf [2] sowie zu einer Steigerung des venösen Rückflusses in den rechten Vorhof [11].

Am Herz hat Dopamin eine inotrop positive Wirkung bei einer nur geringen Frequenzsteigerung [2]. Im Gegensatz dazu bewirkt Isoproterenol eine periphere Vasodilatation und eine starke Erhöhung der Herzfrequenz, was in dieser Situation nicht erwünscht ist. Beim Patienten mit akuter Lungeninsuffizienz, bei welchem die Anwendung von hohen PEEP-Werten eine Erniedrigung des Herzzeitvolumens und der Urinausscheidung verursacht, führt Dopamin zu einer deutlichen Steigerung der Herzleistung, der Diurese und des Sauerstofftransportes [5].

Zusammenfassend stehen also bei diesen Patienten drei Methoden zur Begrenzung und Behandlung der kardiovaskulären Nebenwirkungen der maschinellen Beatmung mit PEEP zur Verfügung: 1. eine individuelle Anpassung des Beatmungsmusters an den Patienten, 2. eine therapeutische Expansion des zirkulierenden Blutvolumens und 3. eine pharmakologische Behandlung der Kreislaufdepression, z.B. mit Dopamin.

Literatur

1. Downs JB (1976) Cardiac filling and pulmonary artery occlusion pressure during mechanical ventilation with PEEP (Abstr) Ann Meet Am Soc Anesth 37–38
2. Goldberg LI (1972) Cardiovascular and renal actions of dopamine: potential clinical applications. Pharmacol Rev 24:1–29
3. Guyton AC (1973) Cardiac output and its regulation. 2nd edition. Saunders, Philadelphia
4. Hall SV, Johnson EE, Hedley-Whyte J (1974) Renal hemodynamics and function with continuous positive-pressure ventilation in dogs. Anesthesiology 41:452–461
5. Hemmer M, Suter PM (1979) Treatment of cardiac and renal effects of PEEP with dopamine in patients with acute respiratory failure. Anesthesiology 50:399–403
6. Johnson EE, Hedley-Whyte J (1972) Continuous positive-pressure ventilation and portal flow in dogs with pulmonary edema. J Appl Physiol 33:385–389
7. Johnson EE, Hedley-Whyte J (1975) Continuous positive-pressure ventilation and choledochoduodenal flow resistance. J Appl Physiol 39:937–942
8. Kelman GR (1977) Applied cardiovascular physiology. 2nd edn. Butterworths, London
9. Kumar A, Falke KJ, Geffin B, Aldredge CF, Laver MB, Lowenstein E, Pontoppidan H (1970) Continuous positive-pressure ventilation in acute respiratory failure. Effects on hemodynamics and lung function. N Engl J Med 283:1430–1436
10. Kumar A, Pontoppidan H, Baratz RA, Laver MB (1974) Inappropriate response to increased plasma ADH during mechanical ventilation in acute respiratory failure. Anesthesiology 40:215–221
11. Marino RJ, Romagnoli A, Keats AS (1975) Selective venoconstriction by dopamine in comparison with isoproterenol and phenylephrine. Anesthesiology 43:570–572
12. Pontoppidan H, Wilson RS, Rie MA, Schneider RC (1977) Respiratory intensive care. Anesthesiology 47:96–116
13. Powers SR, Dutton RE (1975) Correlation of positive end-expiratory pressure with cardiovascular performance. Crit Care Med 3:64–68
14. Prewitt RM, Wood LDH (1979) Effect of positive end-expiratory pressure on ventricular function in dogs. Am J Physiol 236:H534–H544
15. Qvist J, Pontoppidan H, Wilson RS, Lowenstein E, Laver MB (1975) Hemodynamic responses to mechanical ventilation with PEEP: the effect of hypervolemia. Anesthesiology 42:45–55
16. Scharf SM, Brown R, Saunders N, Green LH, Ingram RH (1979) Changes in canine left ventricular size and configuration with positive end-expiratory pressure. Circ Res 44:672–678
17. Suter PM, Fairley HB, Isenberg MD (1975) Optimum end-expiratory airway pressure in patients with acute pulmonary failure. N Engl J Med 292:284–289
18. Zapol WM, Snider MT (1977) Pulmonary hypertension in severe acute respiratory failure. N Engl J Med 296:476–480

4.3 Atemmechanische Veränderungen beim ARDS[1]

P. M. Suter[2]

Einleitung

Die Atemmechanik ist beim Patienten mit ARDS in typischer Weise verändert. Dieser pathologische Zustand ist zur Hauptsache durch zwei ätiologische Faktoren bedingt:

1. Ein massives interstitielles Ödem, entstanden durch eine Schädigung der Lungenkapillarwand, vermindert den Luftgehalt der Lunge und verschlechtert die Elastizität des Gewebes [4].

2. Eine Veränderung des oberflächenaktiven Films (Surfactant) durch primäre metabolische Störungen oder sekundäre Funktionseinbußen durch Atelektasenbildung und Lungenödem führt zu einer Verminderung der Compliance und einer Kollapstendenz peripherer Lungenabschnitte [6, 11].

Das Ziel der vorliegenden Arbeit war es, die Atemmechanik bei Patienten mit akutem Lungenversagen nach einem Kreislaufschock zu untersuchen.

Patienten und Methodik

Wir untersuchten 8 Patienten, welche Stunden oder Tage nach einem Schock eine akute Lungeninsuffizienz entwickelten. In keinem Falle war eine vorbestehende Lungenerkrankung oder eine Beteiligung der Atemorgane an der Grundkrankheit oder am Unfall festzustellen. Bei allen Patienten traten mit einer gewissen Verzögerung nach dem Schockereignis diffuse, beidseitige Verschattungen im Röntgenbild sowie eine schwere Gasaustauschstörung auf, welche eine maschinelle Beatmung mit positivem end-exspiratorischen Druck (PEEP) nötig machte. Die klinischen Daten und der Verlauf bei den einzelnen Patienten sind in Tabelle 1 aufgeführt mit Angabe der Grundkrankheit, welche zum Schock geführt hatte, und der Dauer des Schockzustandes (in Stunden mit systolischem Blutdruck unter 80 mm Hg).

Die folgenden Variablen der Atemmechanik wurden gemessen oder berechnet:

Die funktionelle Residualkapazität (FRC) bestimmten wir mit der Helium-Verdünnungsmethode [5], adaptiert zur Messung während der künstlichen Beatmung [9].

Die totale „statische" Compliance des respiratorischen Systems, gemessen am Ende einer inspiratorischen Pause von 0,8 s, wurde für ein Atemzugvolumen von 5,

---

[1] Mit Unterstützung des Schweizerischen Nationalfonds zur Förderung der wissenschaftlichen Forschung, Nr. 3.564.075
[2] Soins Intensifs Chirurgicaux, Institut d'Anesthésiologie, CH-1211 Genève

Tabelle 1. Untersuchte Patienten

Nr.	Alter	Geschlecht	Grundkrankheit	Dauer des Schocks	Verlauf
1	42	W	Sturz, Polytrauma	ca. 12 h	Exitus nach 4 Wochen Herzrhythmusstörung
2	17	M	Verkehrsunfall, Polytrauma	ca. 6 h	Exitus nach 5 Wochen an Viruspneumonie
3	52	M	Toxisches Megakolon, Kolektomie	2 h	5 Tage beatmet, Exitus nach 8 Wochen an Peritonitis
4	38	W	Kaiserschnitt, massive Blutung	1 h	4 Tage beatmet, überlebt
5	57	W	Verkehrsunfall, Polytrauma	4 h	14 Tage beatmet, überlebt
6	42	W	Hysterektomie, Sepsis	8 h	18 Tage beatmet, überlebt
7	62	W	Verkehrsunfall, Polytrauma	1 h	30 Tage beatmet, überlebt
8	28	M	Bauchschuß, Peritonitis, Sepsis	2 h	Exitus nach 5 Wochen an Sepsis und Nierenversagen

10, 15 und 20 ml/kg Körpergewicht (KG) sowie für einen positiven end-exspiratorischen Druck (PEEP) von 10 cm H_2O berechnet.

Ein Druck-Volumen-Diagramm des respiratorischen Systems wurde für verschiedene Atemzugvolumen gezeichnet [2].

Die totale Resistenz des respiratorischen Systems schätzten wir graphisch aus dem Druck-Volumen-Verhalten und dem inspiratorischen Fluß [3].

Bei 6 Patienten dieser Gruppe wurden Atemfrequenz, Atemzugvolumen, Vitalkapazität und physiologischer Totraum (V_D/V_T) [3] in der Akutphase bei Spontanatmung untersucht.

Zur maschinellen Beatmung wurden volumenkonstante Geräte mit konstantem inspiratorischen Fluß, einer end-inspiratorischen Pause (Plateau) und einem positiven end-exspiratorischen Druckplateau von 0–20 cm H_2O verwendet.

Resultate und Diskussion

Im Initialstadium des Lungenversagens nach einem Schock war bei diesen Patienten eine Erhöhung der Atemfrequenz, eine alveoläre Hyperventilation mit erniedrigtem arteriellen Kohlendioxid-Partialdruck ($PaCO_2$), eine erniedrigte funktionelle Residualkapazität (FRC), eine verminderte Compliance und eine stark reduzierte Vitalkapazität festzustellen. Der physiologische Totraum, in absoluten Werten, blieb normal oder war leicht erhöht, während der Totraumquotient (V_D/V_T), z.T. infolge der Verminderung des Atemzugvolumens, ansteigen

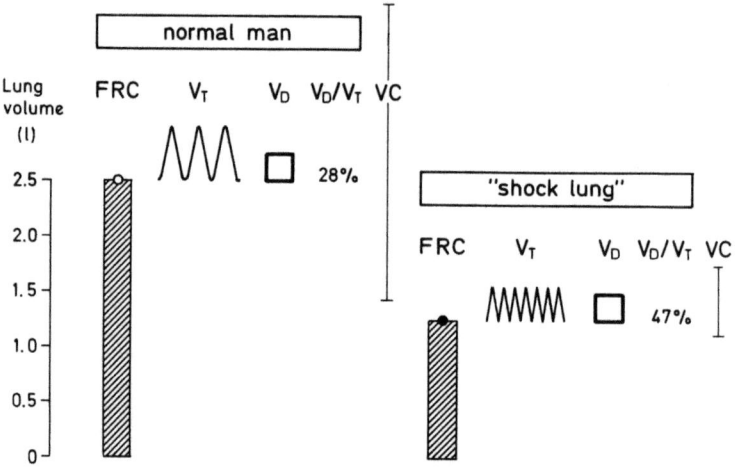

Abb. 1. Atemmechanik bei Patienten mit „Schocklunge" in der Initialphase, bei Spontanatmung, verglichen mit den Normalwerten bei gesunden Erwachsenen [3]. Die funktionelle Residualkapazität (FRC) ist stark erniedrigt, die Atemfrequenz erhöht, das Atemzugvolumen (V_T) erniedrigt, der Totraumquotient (V_D/V_T) nimmt zu, vor allem als Folge der Verminderung von V_T. Die Vitalkapazität (VC) ist sehr stark eingeschränkt. Die rechte Bildhälfte stellt schematisch die Mittelwerte von 6 Patienten dar

kann (Abb. 1). Die Polypnoe und die alveoläre Hyperventilation blieben auch nach der Korrektur der Hypoxämie und der Azidose bestehen, was auf eine Stimulation der Atmung durch andere Faktoren als Sauerstoff- und Kohlendioxyd-Partialdruck sowie pH hinweist. Bei allen Patienten mußte eine maschinelle Beatmung eingesetzt werden, da die Störungen von Atemmechanik und Gasaustausch innert weniger Stunden zu einer schweren Hypoxämie und einer physischen Erschöpfung führten. Unter der künstlichen Beatmung mit PEEP verbesserten sich der Gasaustausch und die FRC deutlich, blieben aber trotzdem über längere Zeit im pathologischen Bereich. Ebenso war die Compliance stark erniedrigt.

In der akuten Phase des Lungenparenchymschadens, nach Beginn der künstlichen Beatmung, war das Druck-Volumen-Diagramm des totalen respiratorischen Systems pathologisch verändert (Abb. 2). Der Ausgangspunkt war entsprechend der erniedrigten FRC nach unten verschoben (FRC_{SL}); der inspiratorische und der exspiratorische Teil der Atemschleife waren infolge der erhöhten Resistenz des respiratorischen Systems, der veränderten Oberflächenspannung und der stark erniedrigten Elastizität des Lungengewebes nach rechts und nach unten verschoben. Die große Druckdifferenz zwischen inspiratorischer und exspiratorischer Druck-Volumen-Beziehung ist vermutlich eine Folge des erhöhten Widerstandes der Atemwege und vor allem des Lungenparenchyms bei der Deformation während der Insufflation. Die Position der Verhältnisse am Ende der endinspiratorischen Pause, dargestellt durch die schwarzen Punkte für die verschiedenen Atemhubvolumen, weisen auf diesen Mechanismus hin. Die horizontalen (=isovolumetrischen) Linien innerhalb des Diagramms stellen die inspiratorische

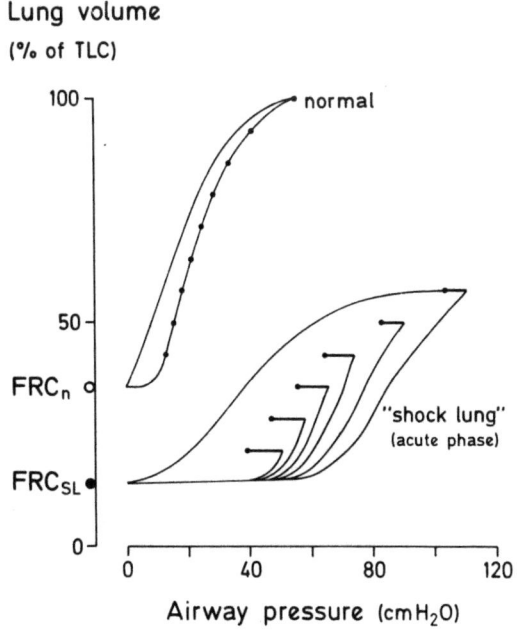

Abb. 2. Druck-Volumen-Diagramm des respiratorischen Systems unter maschineller Beatmung beim normalen Erwachsenen [1] und bei Patienten mit „Schocklunge" in der akuten Phase für 6 verschiedene Atemhubvolumina. Die Kurven wurden aus den Mittelwerten von 8 Patienten errechnet. Die inspiratorische Schleife ist durch die rechte Seite des Diagramms dargestellt und wird durch das Ende der inspiratorischen Pause abgeschlossen (als Punkt dargestellt). Für weitere Erklärungen s. Text

Pause dar, d. h. der Verlauf zwischen dem Ende der Insufflation und dem Ende der Pause. Diese Strecke entspricht einem Differentialdruck und ist ein Maß für die Resistenz der Atemwege am Ende der Inspiration [7, 8]. Diese Atemwegsresistenz nahm bei unserer Patientengruppe mit zunehmendem Atemzugvolumen ab, wahrscheinlich infolge der passiven Dehnung des Bronchialbaumes durch die maschinelle Insufflation.

Die totale „statische" Compliance des respiratorischen Systems zeigte eine signifikante Zunahme mit der Erhöhung des Hubvolumens von 5–15 ml pro kg Körpergewicht (Abb. 3) sowie mit der Applikation von einem PEEP von 10 cm H_2O (Atemzugvolumen 10 ml/kg KG). Bei einer weiteren Vergrößerung des Hubvolumens von 15 auf 20 ml/kg KG nahm die Compliance ab, vermutlich als Ausdruck einer Überdehnung des Lungengewebes mit einer entsprechenden Verminderung der Elastizität. Diese Abhängigkeit der Compliance vom Atemzugvolumen wird zwar bei der maschinellen Beatmung einer akuten respiratorischen Insuffizienz i. allg. beobachtet [10]; dieses Verhalten scheint jedoch beim ARDS besonders ausgeprägt zu sein. Die totale Resistenz des respiratorischen Systems in der Insufflationsphase veränderte sich nicht mit einer Veränderung des Atemzugvolumens, nahm aber mit PEEP leicht ab. Diese Resistenzverminderung mit PEEP kann durch eine Änderung des Atemwegswiderstandes und der Lungenparenchymträgheit durch die Veränderung des Dehnungszustandes mit PEEP zustande kommen.

Bei 5 Patienten stellte sich unter maschineller Beatmung mit PEEP eine progressive Verbesserung des Gasaustausches und der Lungenmechanik ein. Das Druck-Volumen-Diagramm veränderte sich parallel zur Erhöhung der Compliance im Sinne einer Verschiebung nach links und nach oben gegen das

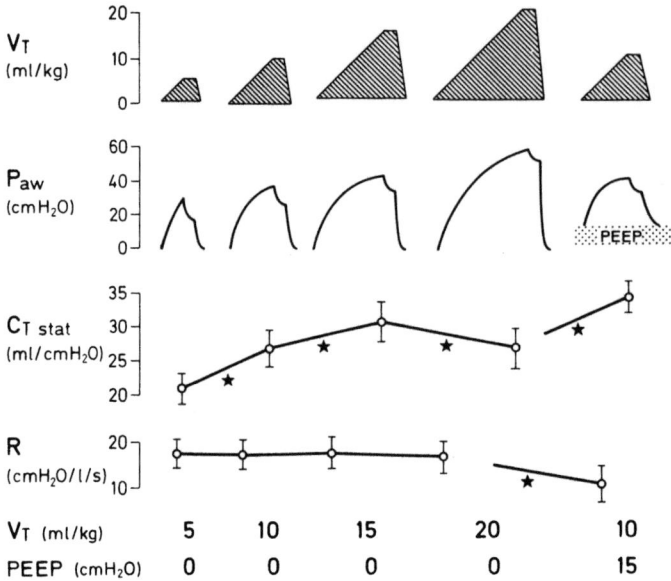

Abb. 3. Veränderungen der Atemmechanik bei der Änderung von Atemzugvolumen (V_T) und end-exspiratorischen Druck (*PEEP*) während der maschinellen Beatmung. Angegeben sind Mittelwerte ± mittlerer Fehler von 8 Patienten. Statistisch signifikante Unterschiede sind durch einen *Stern* gekennzeichnet. P_{aw} Atemwegsdruck, am Endotrachealtubus gemessen; $C_{T_{stat}}$ totale „statische" Compliance; R totale Resistenz des respiratorischen Systems

Diagramm beim gesunden Menschen (Abb. 2). Sowohl die FRC wie auch die Compliance blieben jedoch bis zur erfolgreichen Extubation, d.h. während mehrerer Tage oder Wochen, stark erniedrigt. Nach der Extubation erholte sich die Lungenfunktion langsam und praktisch vollständig. Bei 3 Patienten (Nr. 1, 2, 8) beobachteten wir nach einer anfänglichen Verbesserung der Lungenfunktion unter Beatmung mit PEEP eine progressive Verschlechterung der Atemmechanik: Die Compliance nahm noch weiter ab, der Totraumquotient vergrößerte sich, während die FRC sich nicht veränderte. In diesen Fällen war das Druck-Volumen-Verhalten des respiratorischen Systems noch weiter nach rechts und nach unten verschoben im Sinne einer Elastizitätseinbuße und einer Erniedrigung der Totalkapazität (Abb. 4). Wir erklären uns diese Entwicklung durch eine schwere Superinfektion und eine progressive Fibrosierung des Lungenparenchyms, welche bei diesen Patienten bei der Autopsie festgestellt wurden.

Schlußfolgerungen

Die Veränderungen der Atemmechanik beim Patienten mit ARDS sind durch eine stark verminderte funktionelle Residualkapazität und eine bedeutende Einschränkung der Elastizität des respiratorischen Systems gekennzeichnet. Als Frühzeichen dieses Krankheitsbildes können die Polypnoe und besonders die stark verminderte Vitalkapazität leicht erkannt werden. Das Lungenparenchym

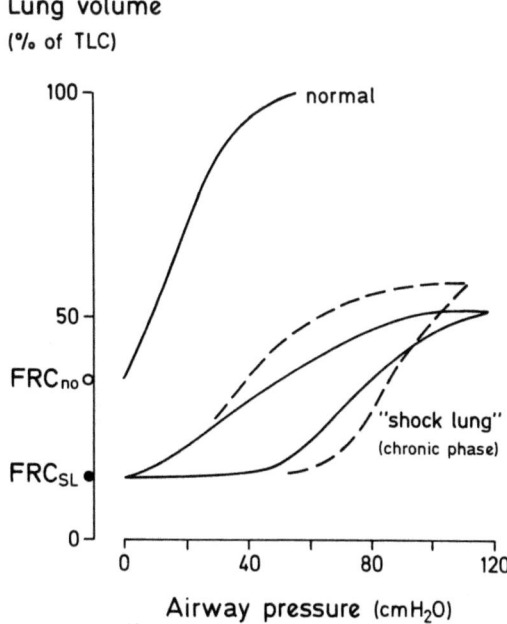

Abb. 4. Druck-Volumen-Diagramm des respiratorischen Systems beim normalen Erwachsenen (nur exspiratorischer Teil dargestellt) sowie bei 8 Patienten mit „Schocklunge" in der akuten Phase (----) und im chronischen Stadium (——, Mittelwerte berechnet aus 3 Fällen)

kann sich unter maschineller Beatmung entweder innert Tagen oder Wochen funktionell wieder ganz erholen, oder aber es entsteht durch eine Superinfektion und eine progressive Fibrosierung ein irreversibler Gewebeschaden.

Literatur

1. Bates DV, Macklem PT, Christie RV (1971) Respiratory function in disease, 2nd edn. Saunders, Philadelphia
2. Bone RC (1976) Diagnosis of causes for acute respiratory distress by pressure-volume curves. Chest 70:740–746
3. Comroe JH Jr, Forster RE, Dubois AB, Briscoe WA, Carlsen E (1962) The lung, 2nd edn. Year Book Medical, Publishers, Chicago
4. Fishman AP (1973) Shock lung. A distinctive nonentity. Circulation 47:921–923
5. Meneely GR, Kaltreider NL (1949) The volume of the lung determined by helium dilution. J Clin Invest 28:129–139
6. Petty TL, Reiss OK, Paul GW, Silvers GW, Elkins ND (1977) Characteristics of pulmonary surfactant in adult respiratory distress syndrome associated with trauma and shock. Am Rev Respir Dis 115:531–536
7. Pontoppidan H, Wilson RS, Rie MA, Schneider RC (1977) Respiratory intensive care. Anesthesiology 47:96–116
8. Rattenborg C (1956) Basic mechanics of artificial ventilation. In: Lassen HCA (ed) Management of life threatening poliomyelitis. Livingstone, London
9. Suter PM, Schlobohm RM (1974) Determination of functional residual capacity during mechanical ventilation. Anesthesiology 41:605–607
10. Suter PM, Fairley HB, Isenberg MD (1978) Effect of tidal volume and PEEP on compliance during mechanical ventilation. Chest 73:158–162
11. Wichert P von, Kohl FV (1977) Decreased dipalmitoyllecithin content found in lung specimens from patients with so-called shock lung. Intensive Care Med 3:27–30

4.4 Die Störung des pulmonalen Gasaustausches beim ARDS[1]

H. Bachofen[2], M. Bachofen[3] und F. Roth[3]

Einleitung

Die Zeichen der Lungenfunktionseinbuße bei den dem „Adult Respiratory Distress Syndrome" (ARDS) zuzuordnenden diffusen Pneumopathien sind recht stereotyp: Im Vordergrund steht eine oft bedrohlich schwere arterielle Hypoxämie, welche unbefriedigend auf erhöhte O_2-Konzentrationen der Inspirationsluft anspricht. Selbst bei reiner Sauerstoffatmung vermindert sich das arterielle O_2-Defizit nicht entscheidend und zeigt damit das Vorliegen von großen intrapulmonalen Rechts-links-Shunts an. Gleichzeitig läßt sich durchwegs eine ineffiziente Belüftung des Alveolarraumes beobachten, welche sich durch eine zur CO_2-Elimination notwendige Erhöhung der Ventilationsvolumina manifestiert [10, 12, 13]. Im wesentlichen läßt sich also die Gasaustauschstörung durch die Größe des errechneten Shunts und des funktionellen Totraumes quantitativ festlegen und entsprechend durch ein einfaches dreiteiliges Lungenmodell veranschaulichen (Abb. 1a). Dieses Störungsmuster verändert sich im Verlauf der Erkrankung nicht prinzipiell, wohl aber quantitativ. Ist im akuten Stadium der Shunt in erster Linie der limitierende Faktor, erschweren im weiteren Verlauf vor allem große Toträume die Arterialisation des Blutes. Dabei können die Änderungen der Funktionseinbußen recht gut mit den zugrunde liegenden pathomorphologischen Veränderungen in Einklang gebracht werden [2].

Die Interpretation dieser scheinbar klaren Meßdaten und insbesondere ihre Aussagekraft im Hinblick auf das therapeutische Vorgehen sind indessen mit erheblichen Unsicherheiten behaftet. Vorweg ist festzuhalten, daß die Berechnung des Shunts und des funktionellen Totraumes auf vereinfachenden Modellvorstellungen beruht [7]. Überdies widerspiegeln die direkten Meßwerte der Blut- und Atemgase wie auch die errechneten Indizes nicht nur die eigentliche Funktionseinbuße der Lunge, sondern eine Reihe weiterer Faktoren, allen voran die Herz-Kreislauf-Funktion. Schließlich aber ergeben Shunt und Totraum kein vollständiges Bild der an der Gasaustauschstörung beteiligten Mechanismen.

---

1 Mit Unterstützung des Schweizerischen Nationalfonds zur Förderung der wissenschaftlichen Forschung, Nr. 3.731.72
2 Pneumologische Abteilung der Universitätskliniken, Inselspital, CH-3010 Bern
3 Abteilung für Reanimation und Intensivbehandlung, Inselspital, CH-3010 Bern

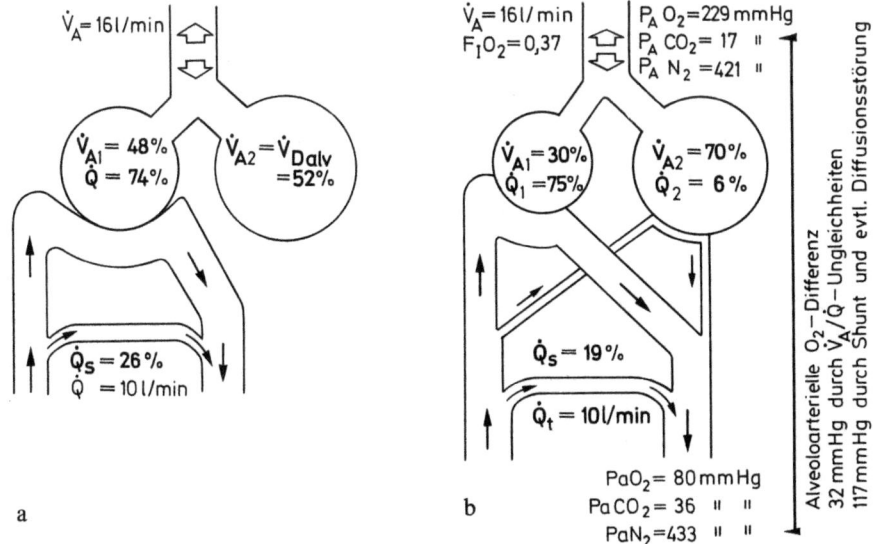

Abb. 1. (a) Lungenfunktionsstörung bei einem 24jährigen Patienten mit ARDS nach stumpfem Thoraxtrauma. Die wesentliche Beeinträchtigung des pulmonalen Gasaustausches kann durch die Größe des Alveolartotraumes und des Rechts-links-Shunts (bei reiner O_2-Atmung bestimmt) quantitativ dargestellt werden. (b) Die Lungenfunktionsstörung des gleichen Patienten bei Beatmung mit 37% O_2. Berechnung und Modelldarstellung basieren auf dem alveolo-arteriellen Tripelgradient. Der „wahre" Shunt beträgt maximal 19%. Vergleiche Abb. 5; weitere Erklärungen im Text (PEEP = 10 cm H_2O; Hb = 11 g%; $(\bar{v}-a)O_2$ = 3,2 Vol.-%; base excess = – 3.meq; Körpertemperatur = 38,3 °C, Barometerdruck = 724 mm Hg). $\dot{Q}_t$ Herzzeitvolumen, $\dot{Q}_s$ Shuntdurchblutung, $\dot{V}_A$ alveoläre Ventilation

Der funktionelle Totraum (V_{Df})

Für eine klinisch relevante Beurteilung des funktionellen Totraumes sind zwei wesentliche Punkte zu beachten. Zum ersten bezieht sich dieser Index, entsprechend der Meßmethode, lediglich auf den CO_2-Austausch in der Lunge [7, 8]. In bezug auf den O_2-Austausch ist der „funktionelle Totraum" meist erheblich größer [7]. Zum zweiten muß berücksichtigt werden, daß sich der V_{Df} aus mindestens 4 Komponenten zusammensetzen kann, welche gerade beim ARDS in sehr veränderlicher Weise gleichzeitig vorliegen. 1. Als erste Komponente ist der anatomische Totraum zu erwähnen, der durch die Überdruckbeatmung sowie im späteren Verlauf durch die fibröse Schrumpfung des Lungenparenchyms in der Regel erheblich vergrößert ist [6, 13]. 2. Wirkliche Alveolarträume, d. h. völlig undurchblutete periphere Lungenbezirke dürften parallel zur Kapillarverödung vor allem in den subakuten Stadien Bedeutung erlangen [2]. 3. Meist zu Recht wird der Totraumeffekt von Rechts-links-Shunts vernachlässigt. Bei der extrem großen Kurzschlußdurchblutung des ARDS fällt indessen die Überventilation der belüftbaren Alveolen ins Gewicht, welche für die Aufrechterhaltung eines normalen $PaCO_2$ erforderlich ist. Beispielsweise geht aus Abb. 2 hervor, daß bei einem realistischen Shunt von 50% und einer mäßig erhöhten $(\bar{v}-a)CO_2$ (vermindertes Herzzeitvolumen) die scheinbare Alveolartotraumbelüftung rd. 25% der gesamten

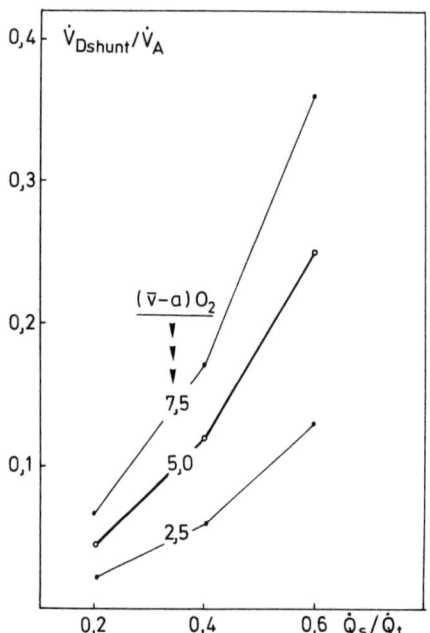

Abb. 2. Totraumeffekt von Rechts-links-Shunts bei verschiedenen venös-arteriellen O_2-Differenzen ($R=0,8$). Die scheinbare Alveolartotraumbelüftung ($\dot{V}_{Dshunt}$) ist als Fraktion der gesamten alveolären Ventilation ($\dot{V}_A$) dargestellt

alveolären Ventilation beträgt. 4. In den meisten Fällen ergibt sich aber die bedeutsamste Komponente des V_{Df} aus der Überschußventilation von Alveolarbezirken mit hohem $\dot{V}_A/\dot{Q}$ [7]. Dieser Zusammenhang wird durch den Vergleich der Abb. 1a und b beleuchtet. Die „Funktion" beider Lungenmodelle ist mit den am beschriebenen Patienten erhobenen Meßdaten voll kompatibel. In Abb. 1a ist die Ineffizienz der alveolären Ventilation durch ein Totraumkompartiment, in Abb. 1b durch eine bimodale Verteilungsungleichheit der Ventilation charakterisiert. Daß die zweite Darstellung beim mit PEEP beatmeten Patienten realistischer ist, haben West und Wagner mit Hilfe einer aufwendigen Fremdgasmethode gezeigt und auch erklärt: Als unerwünschte „Nebenwirkung" des PEEP wird in gut ventilierten Lungenregionen die kapilläre Durchblutung gedrosselt [17]. Die Mehrdeutigkeit des V_{Df} kann gerade im Beginn der Behandlung in Erscheinung treten. Gelingt es bei einem Patienten, den Shunt durch PEEP entscheidend zu reduzieren, verschwindet wohl der shuntbedingte, an dessen Stelle tritt aber ein verteilungsbedingter Totraum. Im Endresultat wird sich der V_{Df} wenig ändern, obwohl sich das Störungsmuster des Gasaustausches prinzipiell verändert hat. Zusammenfassend darf somit festgehalten werden, daß der funktionelle Totraum weder eine spezifische noch eine sehr empfindliche Meßgröße ist.

Der Rechts-links-Shunt

Konventionsgemäß berechnet man den „wahren" Rechts-links-Shunt aufgrund des arteriellen O_2-Defizits bei reiner Sauerstoffatmung. Entgegen der vielerorts bestehenden Meinung erfordert die zuverlässige Shuntmessung einen beachtlichen Aufwand. Dieser ergibt sich einerseits aus der Notwendigkeit, die Pulmonalarterie zu katheterisieren, um den O_2-Gehalt des gemischt-venösen Blutes zu bestimmen.

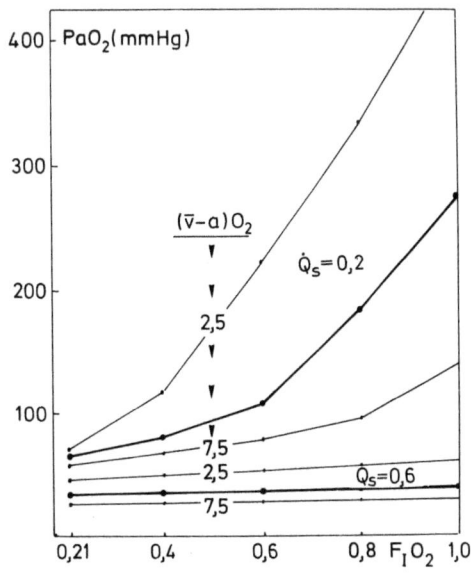

Abb. 3. Einfluß der venös-arteriellen O_2-Differenz auf den PaO_2 bei Rechts-links-Shunts von 20 bzw. 60% des Herzzeitvolumens in Abhängigkeit von der inspiratorischen O_2-Konzentration (F_IO_2) und der venös-arteriellen O_2-Differenz ($\bar{v}$-a)O_2. Die dicken Linien entsprechen einer ($\bar{v}$-a)O_2 von 5 Vol.-%. (Hb = 15 g%; base excess = 0 meq; R = 0,8; Temperatur = 37 °C; Barometerdruck = 760 mm Hg)

Ist der Kreislauf stabil und die Pulsfrequenz nicht wesentlich erhöht, wird die Shuntmessung nicht schwerwiegend verfälscht, falls eine venös-arterielle O_2-Differenz [($\bar{v}$ – a)O_2] von 5 Vol% angenommen wird. Abbildung 3 zeigt aber, daß bei erheblichen Abweichungen des Herzzeitvolumens oder des Sauerstoffverbrauchs von der Norm bloße Schätzungen unzulässig sind. Andererseits ist der Aufwand nicht zu unterschätzen, dem spontan atmenden oder maschinell beatmeten Patienten reinen Sauerstoff zuzuführen. Die Vernachlässigung des Postulats einer vollständigen Auswaschung des Stickstoffs aus dem Alveolarraum kann zu einer ganz erheblichen Überschätzung des „wahren" Shunts führen. Wie Abb. 4 zeigt, ist dies ganz besonders dann der Fall, wenn Alveolarbezirke mit sehr kleinem $\dot{V}_A/\dot{Q}$ vorliegen. Das Kapillarblut von Alveolen mit einem $\dot{V}_A/\dot{Q}$ unter 0,01 ist selbst bei einem F_IO_2 von 0,8 noch nicht vollständig aufgesättigt.

Briscoe und King [4] haben zu Recht darauf hingewiesen, daß eine bei reiner O_2-Atmung persistierende Hypoxämie für einen „wahren" Shunt nicht beweisend sei. Tatsächlich ist denkbar, daß extrem schwere Diffusionsbehinderungen Ursache eines derartigen O_2-Defizites sind. Umstritten ist allerdings, ob Diffusionsstörungen dieses Schweregrades überhaupt möglich sind. Physiologische Messungen bei der schweren akuten respiratorischen Insuffizienz sprechen eher gegen diese Möglichkeit [6, 17]. Morphometrische Untersuchungen des Lungenparenchyms bei Patienten mit schwerem ARDS ergaben eine rd. 20fache Reduktion der Diffusionskapazität auf Werte um 10 ml/min/mm Hg. Auch dieser Wert könnte selbst bei Luftatmung keine nennenswerte Hypoxämie erklären [1]. Falls aber in der Lunge gleichzeitig schwere Diffusions-Perfusions-Ungleichheiten vorliegen – eine in Anbetracht der strukturellen Inhomogenität durchaus denkbare Möglichkeit –, würde zweifellos auch bei erhöhter O_2-Zufuhr eine arterielle Hypoxämie resultieren.

Überdies ist auf einen weiteren Aspekt, welcher von Dantzker et al. und Wagner et al. beleuchtet wurde [5, 14], bei der Interpretation des Shunts zu

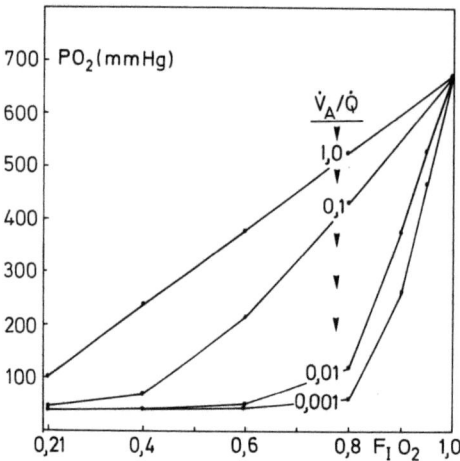

Abb. 4. Alveoläre und endkapillare O_2-Spannung (PO_2) bei verschiedenem Ventilations-Perfusions-Verhältnis ($\dot{V}_A/\dot{Q}$) in Abhängigkeit von dem F_IO_2 (Gleiche Rahmenbedingungen wie in Abb. 3)

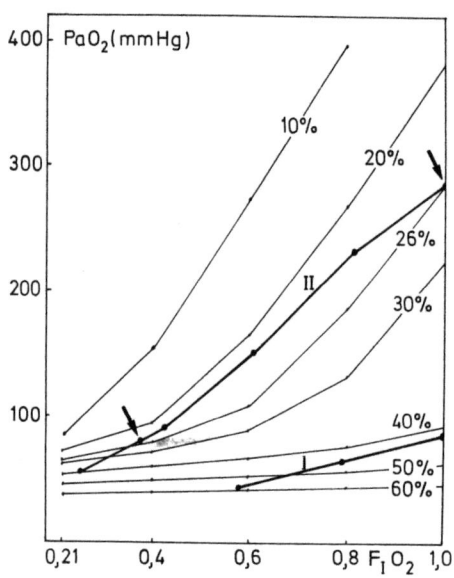

Abb. 5. Die arteriellen O_2-Spannungen bei verschiedenen inspiratorischen O_2-Konzentrationen des gleichen Patienten wie in Abb. 1. *Kurve I:* F_IO_2-PaO_2-Beziehung im akuten Stadium des ARDS (PEEP = 15 cm H_2O). *Kurve II:* F_IO_2-PaO_2-Beziehung $2\frac{1}{2}$ Wochen später (PEEP = 10 cm H_2O). Die Pfeile weisen auf das F_IO_2, bei welchen der Shunt bestimmt wurde (s. Abb. 1). Die dünnen Linien entsprechen den Iso-Shuntkurven des Patienten

achten. Dieser betrifft die mögliche Instabilität von Alveolarbezirken mit sehr kleinem $\dot{V}_A/\dot{Q}$, welche bei einer Erhöhung der inspiratorischen O_2-Konzentration über einen kritischen Wert auftreten kann. Naturgemäß führen sauerstoffbedingte Alveolarkollapse zu einer Überschätzung des vaskulären Kurzschlusses.

Diese aufgeworfenen Probleme sind keineswegs spitzfindig; beispielsweise stellen sie sich bei der Interpretation der Abb. 5. Alle Resultate wurden beim gleichen Patienten ermittelt, dessen ARDS durch eine schwere Lungenkontusion verursacht wurde. Die eingezeichneten dünnen Linien entsprechen den Iso-Shuntkurven dieses Patienten. Die dick ausgezogene Kurve I wurde während des akuten Stadiums der Erkrankung ermittelt und zeigt den PaO_2 in Abhängigkeit von der inspiratorischen O_2-Konzentration. Bei reiner O_2-Atmung ließ sich ein Shunt von 42% errechnen. Bei Reduktion des F_IO_2 fällt indessen das PaO_2 weit stärker ab, als dies bei einem reinen Shunt der bestimmten Größe zu erwarten wäre. Dieses Verhalten spräche nach Briscoe und King [4], welche bei ihren Patienten ganz ähnliche Resultate fanden, für das Vorliegen von Lungenregionen mit extrem niedrigen Diffusions-Perfusions-Quotienten. Demgegenüber wären die Resultate auch mit einer Kombination von Shunts und extrem schlecht belüfteten Lungenbezirken bestens vereinbar.

Einen teils konträren Verlauf zeigt hingegen die Kurve II, welche $2^1/_2$ Wochen später, d. h. im subakuten Stadium der Erkrankung, festgehalten wurde. Bei reiner O_2-Atmung betrug nun der „wahre" Shunt 26% des Herzzeitvolumens. Diesmal bewirkte die Verminderung des F_IO_2 aber vorerst eine offensichtliche Abnahme der Kurzschlußdurchblutung; erst bei niedrigem F_IO_2 schien die venöse Beimischung wieder deutlich zuzunehmen. Zum Teil ließ sich dieses scheinbare Paradoxon durch eine eingehende Studie des pulmonalen Gasaustausches erklären, welche auf der Messung des alveolo-arteriellen Tripelgradienten beruhte [3, 7, 11]. Die Resultate sind in Abb. 1b dargestellt. Tatsächlich betrug der Shunt bei einem F_IO_2 von 0,37 bloß noch 19%; der Meßwert bei einem F_IO_2 von 1,0 wurde höchstwahrscheinlich durch messungsbedingte Alveolarkollapse wesentlich beeinflußt. Dabei ist das Resultat von 19% als Maximalwert zu betrachten. Nicht auszuschließen ist, daß ein Teil der nicht-$\dot{V}_A/\dot{Q}$-bedingten $(A-a)DO_2$ von 117 mm Hg (Abb. 1b) einer Diffusionsbehinderung zuzuschreiben ist. Der deutliche Abfall des PaO_2 bei weiterer Reduktion des F_IO_2 wäre jedenfalls mit dieser Annahme kompatibel.

Diese Darstellungen zeigen, daß Messungen bei der Atmung von reinem Sauerstoff, d. h. unter einer nach Möglichkeit zu vermeidenden Bedingung, auch beim ARDS keine präzisen Rückschlüsse auf die Schwere und Art der Gasaustauschstörung und auch auf die für die erwünschte Oxygenierung des Patienten notwendige Anreicherung der Inspirationsluft mit O_2 erlauben.

Für die praktische Behandlung entscheidende Meßwerte

Shuntbestimmungen, Totraummessungen und weitere, aufwendigere atemphysiologische Untersuchungen [3, 7, 15–17] sind zweifellos unerläßlich für das Verständnis der komplexen pulmonalen Gasaustauschstörungen des ARDS, der engen Wechselwirkungen zwischen Störungen der Atem- und Kreislauffunktion und der verwickelten physiologischen Veränderungen, welche beispielsweise durch die Beatmung mit PEEP hervorgerufen werden. Für die praktische Behandlung der Patienten sind aufwendige Studien indessen von untergeordneter Bedeutung. Insbesondere erleichtern sie die Entscheidung vorläufig kaum, auf welchem Weg das primäre Behandlungsziel, nämlich die adäquate Sauerstoffversorgung der Körperorgane, direkt erreicht wird, ohne die Lunge durch hohe O_2-Konzentrationen oder die Beatmungstechnik zusätzlich zu schädigen. Im praktischen Vorgehen entscheidend sind vielmehr die engmaschigen Kontrollwerte der arteriellen Blutgase. In jedem Fall muß in einer ersten Etappe mit allen Mitteln versucht werden, eine gute Arterialisation des Blutes bei stabilen Kreislaufverhältnissen zu erzielen. Das nächste Ziel, die Senkung der inspiratorischen O_2-

Konzentration unter den potentiell toxischen Bereich (ohne daß aber das PaO_2 unter 60 mm Hg oder die O_2-Sättigung unter 90% abfallen), kann nur durch ein aufwendiges „trial and error" Verfahren erreicht werden. Nicht selten scheitern erste Versuche daran, daß die erforderlichen Beatmungsdrucke und insbesondere der PEEP zu Kreislaufschwierigkeiten führen [6, 9, 10, 12, 13]. Eine Abnahme des Herzzeitvolumens vermindert die Effizienz der Beatmung, indem der funktionelle Totraum ansteigt [6, 13, 17]; noch schwerwiegender ist die entsprechende Verschlechterung der O_2-Versorgung der Körperorgane [9, 10, 12, 13]. Zu beachten ist, daß eine Beeinträchtigung des Kreislaufs durch einen PEEP von 15 cm H_2O oder weniger nicht zwangsläufig als Zeichen einer inadäquaten Beatmungstechnik zu werten ist, sondern ebenso häufig als Symptom einer relativen Hypovolämie des Patienten. Die versuchsweise, auf regelmäßigen Blutgaskontrollen basierende Adjustierung der Beatmung erfordert erfahrungsgemäß einen sehr großen Arbeitsaufwand. In Anbetracht der potentiell günstigen Spätprognose des ARDS ist dieser aber jedenfalls gerechtfertigt.

Literatur

1. Bachofen H, Scherrer M (1972) Die Problematik der Diffusionskapazität der Lunge. Schweiz Med Wochenschr 102:1061–1067
2. Bachofen M, Weibel E (1977) Alterations of the gas-exchange apparatus in acute respiratory insufficiency associated with septicemia. Am. Rev Respir Dis 116:589–615
3. Bachofen H, Hobi HJ, Scherrer M (1973) Alveolar-arterial N_2 gradients at rest and during exercise in healthy men of different ages. J Appl Physiol 34:137–142
4. Briscoe WA, King TKC (1975) Arterial hypoxemia under a variety of inspired oxygen tension. INSERM 51:263–276
5. Dantzker DR, Wagner PD, West JB (1975) Instability of lung units with low $\dot{V}_A/\dot{Q}$ ratios during O_2 breathing. J Appl Physiol 38:886–895
6. Dueck R, Wagner PD, West JB (1977) Effects of positive end-expiratory pressure on gas exchange in dogs with normal and edematous lungs. Anesthesiology 47:359–366
7. Farhi LE (1966) Ventilation-perfusion relationship and its role in alveolar gas exchange. In: Caro CH (ed) Advances in respiratory physiology. Williams Wilkins, Baltimore 11:148–197
8. Farhi LE (1967) Elimination of inert gas by the lung. Respir Physiol 3:1–11
9. Jones RL, King EG (1973) Evaluation of positive end-expiratory pressure in hypoxemic dogs. J Appl Physiol 35:213–219
10. Lutch JS, Murray JF (1972) Continuous positive-pressure ventilation: effects on systemic oxygen transport and tissue oxygenation. Ann Intern Med 76:193–202
11. Markello R, Olszowka A, Winter P, Farhi LE (1975) An up-dated method for determining $\dot{V}_A/\dot{Q}$ inequalities and direct shunt using O_2, CO_2 and N_2. Respir Physiol 19:221–232
12. Pontoppidan H, Geffin B, Lowenstein E (1972) Acute respiratory failure in the adult. N Engl J Med 287:690–698, 743–752, 799–806
13. Suter PM, Fairley HB, Isenberg MD (1975) Optimum end-expiratory airway pressure in patients with acute pulmonary failure. N Engl J Med 292:284–289
14. Wagner PD, Laravuso RB, Uhl RR, West JB (1974) Continuous distribution of ventilation-perfusion ratios in normal subjects breathing air and 100% O_2. J Clin Invest 54:54–68
15. Wagner PD, Naumann PF, Laravuso RB (1974) Simultaneous measurement of eight foreign gases in blood by gas chromatography. J Appl Physiol 36:600–605
16. Wagner PD, Saltzman HA, West JB (1974) Measurement of continuous distributions of ventilation-perfusion ratios: theory. J Appl Physiol 36:588–599
17. West JB, Wagner PD (1977) Pulmonary gas exchange. In: West JB (ed) Bioengineering of the lung. Dekker, New York Basel

5 Die akute respiratorische Insuffizienz (ARI) und das Adult Respiratory Distress Syndrome (ARDS)

G. Wolff[1], M. Dittmann[1], K. Lehmann[1], U. Steenblock[2], F. Harder[2] und P. Dalquen[3]

Das ARDS ist gekennzeichnet durch die Symptome der ARI, d.h. durch Gasaustauschstörungen (Shunt und Totraum), durch Anstieg des pulmonalvaskulären Widerstandes und durch Änderungen der Atemmechanik. Für den Kliniker ist die ARI die wichtigste Störung, denn sie ist das erste faßbare Symptom und prägt auch in den späteren Phasen das Krankheitsbild. Außerdem muß, da jede ARI in ein ARDS übergehen kann, jede ARI mit vollem Einsatz behandelt werden.

Grundsätzliches zum diagnostischen und therapeutischen Vorgehen

Entwicklung unserer Behandlungstaktik. Knochenbrüche, Gewebstrauma, respiratorische Insuffizienz und Fettemboliesyndrom wurden seit je in einem (mit Vorliebe: chirurgischen) Atemzug genannt. Heute werden auch andere Faktoren als „kausal" diskutiert. 1972 bis 1973 schienen uns bei denjenigen polytraumatisierten Patienten weniger pulmonale Komplikationen aufzutreten, deren Frakturen durch definitive Osteosynthese früh mindestens bis zur Übungsstabilität gebracht werden konnten. 1975 jedoch haben wir anhand einer Serie von 58 polytraumatisierten Patienten gezeigt, daß die respiratorischen Komplikationen nicht durch die Frühosteosynthese per se vermieden wurden, sondern durch die zum Zwecke der frühen Osteosynthese notgedrungen auch früh begonnene Beatmung [4]. Dabei war die volumenkontrollierte Beatmung der druckbegrenzten überlegen. Im folgenden behandelten wir polytraumatisierte Patienten möglichst einheitlich; im Behandlungskonzept behielt die primäre volumenkontrollierte Beatmung mit PEEP einen zentralen Platz. Die Indikationsstellung zur frühen Osteosynthese wurde jedoch differenziert: neben den „sehr dringend" zu operierenden inneren Verletzungen, wie z.B. das traumatische Aortenaneurysma (dessen spezielle Behandlungstaktik hier nicht diskutiert werden soll), lernten wir auch, bestimmte Frakturen als „sehr dringend" zu beurteilen, nämlich diejenigen, deren Fragmentruhigstellung durch äußere Fixation (Schienung oder Extension) die optimale Atemtherapie (Umlagern, Physiotherapie, Mobilisation) beeinträchtigen würde und deren Schmerzen ohne Osteosynthese nur mit Analgetika, d.h.

---

1 Abteilung für Intensivmedizin, Departement für Chirurgie, Kantonsspital, CH-4031 Basel
2 Allgemeinchirurgische Klinik, Kantonsspital, CH-4031 Basel
3 Institut für Pathologie der Universität, Kantonsspital, CH-4031 Basel

Stabilisierungsphase

- Wiederherstellung physiologischer
  Bedingungen
  1. Kreislauf
  2. Respiration
  3. Niere
  4. Gerinnung
  5. Zellstoffwechsel

- Prophylaxe
  6. Infektion
  7. Schockenteropathie
  8. Fettemboliesyndrom

Abb. 1. Schematische Darstellung von Ziel und Zweck der Stabilisierungsphase. Die Wiederherstellung der physiologischen Bedingungen ist die beste Prophylaxe der Spätkomplikationen

symptomatisch, behandelt werden könnten. Diese Gründe lassen uns bei der Oberschenkelfraktur die Operation in jedem Fall so früh wie nur möglich anstreben und bei der Humerusfraktur des Mehrfachverletzten die Operationsindikation viel liberaler stellen als bei einem Patienten, der dieselbe Humerusfraktur als Monotrauma aufweist. Ebenfalls operieren wir möglichst früh die offenen Brüche (jeder Lokalisation), da ihre Weichteilversorgung nicht verzögert werden soll [9].

Koordination von Chirurgie und Intensivmedizin. Wir sind der Ansicht, daß sich das ARDS multifaktoriell entwickelt, und halten es deshalb für wenig wahrscheinlich, daß es verhindert werden kann, wenn nicht sehr viele pathogenetische Mechanismen berücksichtigt werden. Am Polytraumatisierten finden sich als direkte Unfallfolge eine Summe von Verletzungen und Frakturen, als sekundäre Folgen aber Funktionsstörungen; viele physiologische Systeme mit ihren sonst automatischen Regelkreisen sind jetzt gestört.

Das taktische Vorgehen, das sich uns bewährt hat, orientiert sich an der Dringlichkeit der zu treffenden Maßnahme. „Reanimation" (1. Phase) und „lebensrettende Chirurgie" (2. Phase) beherrschen die Notfallsituation. Sobald aber unter Beatmung ein vorläufig stabiler Kreislauf erreicht ist, werden (3. Phase) alle funktionellen Systeme des Organismus im Hinblick auf eventuelle Traumafolgen untersucht und unter Fortführung der Beatmung die physiologischen Funktionen dieser Systeme normalisiert (Abb. 1).

Stabilisierung von Kreislauf und Atmung. Auch in der Stabilisierungsphase sind Zirkulation und Respiration die zentralen Funktionskreise [8]. Die Behandlung der Respiration wird im Kapitel 5 eigens dargestellt. Der Zustand der Lunge und ihre Prognose ist aufs Engste mit dem Funktionszustand des kleinen und des großen Kreislaufs verknüpft (Abb. 2). Vorschläge zur Kreislaufdiagnostik und -therapie sind im Kapitel 4.1 dieses Symposiums dargestellt

Stabilisierung der Nierenfunktion. Die Vermeidung der posttraumatischen akuten Niereninsuffizienz (sog. Schockniere) ist seit vielen Jahren mit effizienter Kreislauftherapie, mit Mannitol während der Hypovolämie und mit Vermeidung jeder Oligurie durch sorgfältige Bilanzkorrekturen sowie Verabreichung von Furosemid

Abb. 2. Gefahr, Diagnose und Therapie der respiratorischen Probleme während der Stabilisierungsphase

Respiration

Gefahr: "Adult Respiratory Distress Syndrome" (= ARDS)

Diagnose: früh: "regionale Hypoventilation" ↑
funktionelle Residualkapazität ↓
Vitalkapazität ↓
pulmonal-vaskulärer Widerstand ↑

spät: R-L-Shunt ↑
V_D / V_T ↑
Compliance ↓
Thoraxröntgen

Therapie: Beatmung

(Dosierung nach Effekt) problemlos geworden [8]. Entscheidend ist der sofort anzustrebende Durchbruch der Anurie und die Früherfassung der beginnenden Niereninsuffizienz; im Frühstadium ist die akute Niereninsuffizienz leicht zu behandeln, und ihre Progredienz kann praktisch immer aufgehalten werden. Ist sie einmal etabliert, so kann sie trotz der Möglichkeiten von Hämo- oder Peritonealdialyse sowohl den Kreislauf als auch den Gasaustausch schwer belasten.

Stabilisierung der Gerinnung. An der Entstehung der posttraumatischen Gerinnungsstörung sind folgende vier Mechanismen mehr oder weniger beteiligt (Abb. 3):

1. Hämodilution infolge von Volumentherapie mit Blutkonserven und Blutersatz ohne plasmatische Gerinnungsfaktoren und/oder Thrombozyten,

2. extravasaler Verlust infolge Blutung und Exsudation,

3. verminderte Synthese von plasmatischen Gerinnungsfaktoren infolge der im Schock reduzierten Leberfunktion oder eines vorbestehenden Leberschadens,

4. intravasaler Verbrauch infolge intravasaler Gerinnung. Die Unterscheidung zwischen „lokalisierter intravasaler Gerinnung" und „disseminierter intravasaler Gerinnung" kann unseres Erachtens klinisch nur vermutet werden, wenn die intrakapilläre Gerinnung durch schlagartig auftretenden Organausfall nahegelegt wird (z. B. bei akuter doppelseitiger Nierenrindennekrose).

Zur *Diagnose* der „posttraumatischen Verbrauchskoagulopathie" wird erstens eine klinisch manifeste hämorrhagische Diathese und zweitens ein Abfall aller Faktoren der nach 2 h wiederholten Gerinnungsanalyse verlangt. Für den Zusatz „mit intravasaler Gerinnung" muß zusätzlich ein überproportionaler Abfall von Faktor V und der positive Nachweis von Fibrinspaltprodukten verlangt werden. Die Bedeutung der intravasalen Gerinnung als Einzelmechanismus wird bei Polytraumatisierten vielfach überschätzt. *Therapie:* Es gelang uns in jedem Fall, diese unter konventioneller adäquater Schocktherapie nicht sistierende Gerinnungsstörung mit Frischplasma zu unterbrechen [2, 3]. Dieser Durchbruch wird mit Infusion von etwa 1 l tiefgefroren konserviertem Frischplasma während einer Infusionszeit von weniger als 30 min erreicht. Der Wirkungsmechanismus des Frischplasmas liegt wohl darin, daß mit der raschen Volumenzufuhr und der

ZUR DIAGNOSTIK DER POSTTRAUMATISCHEN KOAGULOPATHIE

KLINIK:
- HÄMORRHAGISCHE DIATHESE
- GESTÖRTE GERINNUNG

LABOR:
- VERLAUF WÄHREND KONVENTIONELLER SCHOCKTHERAPIE IN 1 - 2 STDL. INTERVALL
- VERMINDERUNG ALLER PLASMAFAKTOREN
- VERMINDERUNG DER THROMBOZYTEN

= POSTTRAUMATISCHE VERBRAUCHSKOAGULOPATHIE

INFOLGE:
- HÄMODILUTION
- EXTRAVASALEM VERLUST
- REDUZIERTER SYNTHESE

THERAPIE:
- TIEFGEFROREN KONSERVIERTES FRISCHPLASMA
- FRISCHBLUT

FALLS ZUSÄTZLICH
- ÜBERPROPORTIONALER ABFALL VON FAKTOR V
- POSITIVER NACHWEIS VON FIBRIN-SPLIT-PRODUKTEN

= POSTTRAUMATISCHE VERBRAUCHSKOAGULOPATHIE MIT INTRAVASALER GERINNUNG

INFOLGE:
- ZUSÄTZLICHER LOKALISIERTER ODER DISSEMININIERTER INTRAVASALER GERINNUNG

THERAPIE:
- TIEFGEFROREN KONSERVIERTES FRISCHPLASMA
- FRISCHBLUT

Abb. 3. Die klinische Diagnose der posttraumatischen Koagulopathie. Die Diagnose „intravasale Gerinnung" wird wohl zu häufig gestellt

schlagartigen Substitution der plasmatischen Gerinnungsfaktoren die hämorrhagische Diathese, gleichzeitig aber auch der hypovolämische Schock aufgehoben werden. Dabei gelingt die Blutstillung auch an den chirurgisch nicht angehbaren Verletzungen wie Beckenfrakturen etc.; ist der Kreislauf durch Substitution erst einmal vorübergehend gebessert, so setzt die Eigensynthese der Plasma-Gerinnungsfaktoren wieder ein, und der Circulus vitiosus ist unterbrochen. Tiefgefroren konserviertes Frischplasma hat gegenüber Frischblut nur den organisatorischen Vorteil, daß es in Ruhe gewonnen und auf der Abteilung tiefgefroren an

Lager gehalten werden kann und bereits 10 min nach Indikationsstellung (aufgetaut und aufgewärmt) transfundiert werden kann. Da mit tiefgefroren konserviertem Frischplasma die posttraumatische Gerinnungsstörung ohne Nachteile behandelt werden kann, lehnen wir die Heparin-Therapie ab.

Die bisher aufgeschobene Operation

Vorteile versus Nachteile des frühen resp. späten Wahleingriffs. Ist die Stabilisierung der physiologischen Systeme erreicht, so folgt die Phase der definitiven chirurgischen Versorgung (4. Phase). Zur Bestimmung des günstigsten Operationstermins sind die Vorteile und Risiken einer möglichst frühen Operation mit nur teilweiser Stabilisierung der physiologischen Systeme sorgfältig und individuell gegen die Vorteile und Risiken einer bis zur vollständigen Stabilisierung der physiologischen Systeme hinausgezögerten Operation abzuwägen [9]. Als Ergebnis solchen Abwägens verschieben wir die Operation stammnaher Frakturen nur bei absoluter Kontraindikation und nur um kurze Zeit, denn sie sind äußerlich nicht fixierbar, bereiten außerordentlich starke Schmerzen und erzwingen die Applikation von Analgetika in hohen Dosen, wenn nicht sogar die Relaxation und erschweren eine gute Grundpflege. Die mit Schienung oder Gips effektiv fixierbaren Brüche operieren wir erst, wenn unter Fortführung der Beatmung alle physiologischen Systeme normalisiert sind. In der vor kurzem beschriebenen Serie von Polytraumatisierten [9] sind in den ersten 24 h nach dem Unfall 43 von 53 Oberschenkelfrakturen operiert worden, 21 von 30 Unterschenkelfrakturen sowie 4 von 8 Humerusfrakturen. Im Gegensatz dazu werden die Gesichtsschädelfrakturen, die nicht zur Blutstillung im Rahmen der ersten Operationsphase angegangen worden sind, in der Regel erst 48 h vor der geplanten Extubation operiert (Abb. 8).

Die Beurteilung der Funktionskreise im Hinblick auf die Operabilität. Für eine an und für sich verschiebbare Operation ist der Zeitpunkt mit niedrigstem Operationsrisiko erreicht, wenn am weiterhin beatmeten Patienten die Stabilisierungsphase weitgehend abgeschlossen ist.

Der *Kreislauf* ist ausreichend stabilisiert, wenn bei unauffälligen Vorhofdrukken, bei unauffälliger Herzfrequenz, ohne Herzrhythmusstörungen, ohne Zeichen für pulmonal-vaskuläre oder system-vaskuläre Widerstandserhöhung ein befriedigender peripherer Kreislauf festgestellt wird (normale Rektaltemperatur, keine Temperaturstufen an der Haut, rosige Hautfarbe, gefüllte Hautvenen, rasche Rekapillarisation und Venenwiederfüllung, stabile Diurese und unauffällige Clearance bei adäquatem psychischen Verhalten).

Die *pulmonale Situation* ist ausreichend stabilisiert, wenn unter Beatmung das therapeutische F_IO_2 auf 0,3 reduziert werden konnte, d.h. wenn bei der diagnostischen Blutgasanalyse mit $F_IO_2 = 0,21$ ein P_aO_2 von mindestens 60 mm Hg gemessen wird.

Die *Nierenfunktion* ist ausreichend normalisiert, wenn eine mit kleinen Diuretikadosen leicht steuerbare Diurese von ca. 1 ml/min mit einer Kreatinin-Clearance von mindestens 50 ml/min einhergeht.

Die *Gerinnung* ist ausreichend stabilisiert, wenn klinisch keine hämorrhagische Diathese mehr besteht, wenn die plasmatischen Gerinnungsfaktoren (nach Sub-

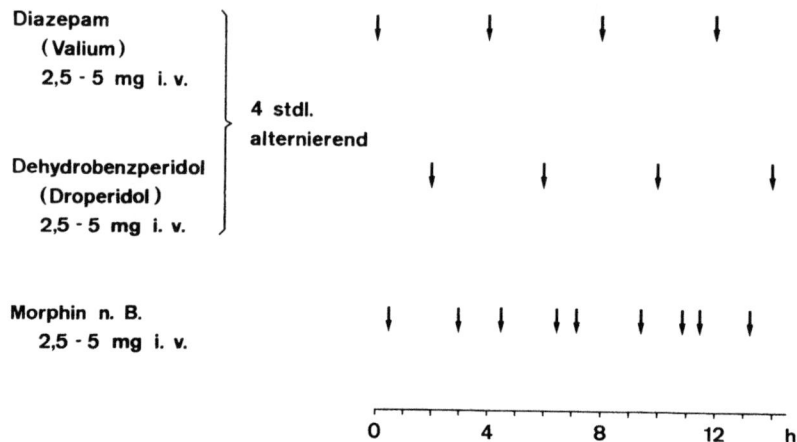

Abb. 4. Bewährtes Schema für Sedation und Analgesie zur Dauerbeatmung, wobei Diazepam (Valium) und Dehydrobenzperidol (Droperidol) sowohl in Dosierung als auch Intervall (alternierende Applikation) fest verordnet wird, Morphin als Analgetikum wird nur in der Dosierung verordnet, während das Intervall durch die pflegende Schwester dem Zustand des Patienten angepaßt wird. Aus diesem Schema ist der Übergang in eine intravenöse Narkose ohne Schwierigkeit möglich (s. Text)

stitution) mindestens 50% betragen, bei Wiederholung der Analyse nicht mehr weiter abfallen und wenn die Thrombozyten mindestens 40000 pro mm^3 betragen und bei wiederholten Kontrollen nicht mehr abfallen.

Der *Zellstoffwechsel* ist ausreichend normalisiert, wenn (beim Nichtdiabetiker, 70 kg) unter Zufuhr von 200–300 g Glukose mit 40 Einheiten Alt-Insulin im Dauertropf über 24 h die Glukose-Serum-Konzentration nur geringgradig erhöht ist, und wenn (unter Kalium-Substitution eine Kalium-Serum-Konzentration von 4,5 mEq/l anvisierend) der Natrium-Kalium-Quotient im Urin wieder über „1" liegt.

Sedation und Narkose. Ist die Operabilität erreicht, so sollen – wenn immer möglich – alle Operationen in einer Sitzung durchgeführt werden; damit kann auch die Anzahl der Transporte, welche immer Gefahren bergen, reduziert werden. Wenn es Lagerung und Zugänge erlauben, sollen verschiedene Frakturen von mehreren Teams simultan angegangen werden. Beatmung, Therapie, Überwachung und Sedation/Analgesie werden für die Operation nicht prinzipiell geändert (Abb. 4). Für die Operation werden etwa 4 h vor dem geplanten Eingriff die Dosierungsintervalle der Sedativa und Analgetika verkürzt: Diazepam und Dehydrobenzperidol zunächst von vier- auf zweistündlich, dann von zwei- auf einstündlich, jedoch weiterhin alternierend. Morphin wird nun entweder in Einzeldosen von 10 mg oder mit einer Kurzinfusion so verabreicht, daß am Ende dieser 4 h etwa 1/2–1 mg/kg KG injiziert resp. infundiert sind. Ist der Zustand völliger Analgesie erreicht, so wird mit Pancuronium relaxiert (Pavulon 0,1

Die akute respiratorische Insuffizienz (ARI)

Indikation für die mechanische Beatmung

- Aspiration
- Lungenparenchymläsion
- $P_aO_2 < 60$ mm Hg ($F_IO_2 = 0{,}21$)
- Gefäßbedingte pulmonale Hypertension
- VC < 15 ml/kg
- Schwerer Schock
- Schwere Verbrauchskoagulopathie
- (Koma)

Abb. 5. Ein Patient, der aus äußeren Gründen nicht intubiert und beatmet werden muß und der z. Z. noch keine schwere manifeste respiratorische Insuffizienz aufweist, wird dennoch intubiert und beatmet, wenn die hier angegebenen Kriterien zeigen, daß ohne Überdruckbeatmung eine respiratorische Insuffizienz sich entwickeln wird. Liegt ein Koma isoliert vor, so wird nur intubiert

mg/kg KG als Kurzinfusion über 15 min). Der Patient wird mit seinem Respirator und mit seinem Überwachungsgerät in den Operationssaal verschoben, so daß ggf. der pulmonal-arterielle und der pulmonal-kapilläre Wedge-Druck ohne Unterbrechung weiter überwacht werden kann. In der Regel wird dann die Operation bei unveränderter Beatmung, aber einem F_IO_2 von 0,4 durchgeführt. Auf die Anwendung einer Inhalationsnarkose verzichten wir. Diese Organisation erlaubt, Narkose und Operation ohne Änderung der Beatmung oder pharmakologischen Therapie durchzuführen. Dieselben Analgetika werden nur in kürzeren Dosierungsintervallen verabreicht. Neu hinzu tritt einzig die Relaxation. Mit dieser Technik haben wir bisher keinen Zwischenfall von seiten der Respiration oder des Kreislaufs gesehen. 6–24 h nach der Operation ist der Patient wieder wach, und je nach Zustand von Lunge, Thorax und Kreislauf kann das Spontanatmungstraining beginnen.

Die Indikation zur Respirator-Therapie

Zunächst halten wir die mechanische Beatmung für indiziert bei *manifester respiratorischer Insuffizienz*, bei bereits feststellbaren morphologischen Veränderungen der Lunge, und zwar bei denjenigen, die erfahrungsgemäß unter Spontanatmung eine sehr viel schlechtere Prognose haben (Abb. 5). Hierzu zählen wir:
1. die schwere Aspiration, wie bei Aspiration von Speiseresten und saurem Mageninhalt, weniger jedoch bei Aspiration von frischem Blut (Schädelbasisfraktur);
2. die schwere Lungenparenchymverletzung, wie bei ausgedehnter Lungenkontusion oder Lungenzerreißung mit Pneumothorax und anhaltendem Luftleck.

Dann können mit mechanischer Beatmung Zustände einer *latenten respiratorischen Insuffizienz* der Ausheilung zugeführt werden. Die Phase der therapeutischen Behandlung dauert in diesen Fällen meist nur wenige Tage, während ohne primäre Beatmung bei vielen dieser Patienten nach kurzem freien Intervall eine sekundäre Verschlechterung eintritt, so daß sie später wegen rasch progredienter und konservativ nicht behandelbarer Hypoxämie beatmet werden müssen. Eine solche latente respiratorische Insuffizienz halten wir beim primär lungengesunden Patienten für gegeben bei

3. $P_aO_2 < 60$ mm Hg (unter Spontanatmung bei $F_IO_2 = 0,21$),

4. pulmonal-vaskulärer Hypertension, die im Frühstadium allerdings oft dem Nachweis entgeht,

5. Vitalkapazität < 15 ml/kg KG, was selten mit normaler FRC oder mit genügendem Hustenstoß einhergeht. Beim komatösen (also nicht kooperierenden) Patienten kann statt dessen der inspiratorische Sog als Maß dienen.

Endlich halten wir die mechanische Beatmung für die sicherste Maßnahme während gewisser *akuter Zustände*, in denen wichtige Schutzmechanismen der Lunge gestört sind, auch wenn derzeit weder eine manifeste noch eine latente respiratorische Insuffizienz nachgewiesen werden kann, denn aus diesen Situationen entwickelt sich ohne mechanische Beatmung allzu häufig eine respiratorische Insuffizienz mit Übergang in ARDS. Die Indikation für mechanische Beatmung auch ohne derzeit nachweisbare respiratorische Insuffizienz halten wir deshalb für gegeben bei

6. schwerem Schock,

7. schwerer Verbrauchskoagulopathie (mit oder ohne intravasaler Gerinnung),

8. (Koma).

Bei primärer Beatmung erlaubt die Intubation eine optimale konsequente Tracheobronchialtoilette. Ihre Bedeutung kann nicht genug unterstrichen werden. Der Bronchialbaum ist (zu Beginn evtl. alle 10 min) mit etwa 10–30 ml Kochsalzlösung zu spülen und nach einigen Überblähungen mit dem Atembeutel durch Aspiration sauber zu saugen. Hier wird zum Vorteil, wenn mit dem weitestmöglichen Tubus intubiert worden ist. Über die Normalisierung von Kreislauf und Gerinnung wurde schon berichtet.

Durchführung der Beatmung

Hat man sich zur Beatmung entschlossen, so darf sie nicht in beliebiger Weise durchgeführt werden (Abb. 6). Vielmehr soll mit bewußtem Einsatz bestimmter Beatmungskriterien der Verlauf gezielt beeinflußt werden. Dazu verfolgen wir folgende Ziele:

1. Die Beatmung soll die funktionelle Residualkapazität vergrößern, d.h. die nach Trauma reduzierte funktionelle Residualkapazität wieder auf ein normales Maß zurückführen. Mittel: PEEP.

2. Bereits aufgetretene Atelektasen sollen eröffnet und ihre Neubildung erschwert werden. Mittel: hohes Atemzugvolumen.

3. Die Lunge soll möglichst gleichmäßig beatmet werden. Mittel: niedriger inspiratorischer Fluß.

Jede Maßnahme, die zur Verbesserung der Blutgasanalyse führt, ist zunächst als nützlich zu bewerten. Das eigentliche Ziel ist aber die günstige Beeinflussung des Verlaufs, und dieser Erfolg ist mit einer kurzfristigen Verbesserung der arteriellen Blutgasanalyse nicht a priori bewiesen (Blutgaskosmetik!).

Abb. 6. Die primäre differenzierte Beatmung ist zur Zeit die beste Prophylaxe des posttraumatischen ARDS

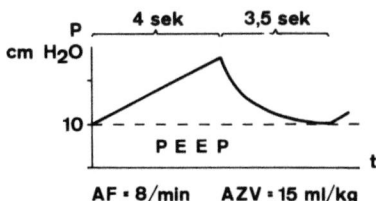

POSTTRAUMATISCHE LUNGE

Therapie:

1. sofort: Volumengesteuerte Beatmung

   AF = 8/min   AZV = 15 ml/kg

2. sofort: Sauber-Spülen des Bronchialbaums
3. sofort: Normalisierung des Kreislaufs
4. sofort: Normalisierung der Gerinnung
5. sofort: Corticoide
   (6. Antibiotika)

Das einzige Maß, mit welchem der Erfolg einigermaßen sicher abgeschätzt werden kann, ist die Anzahl der Beatmungsstunden, nach denen das therapeutische F_iO_2 z. B. auf 30% gesenkt werden kann und die arterielle Blutgasanalyse bei Zimmerluft ohne Risiko der Hypoxämie durchgeführt werden darf (Tabelle 1), aber auch die Anzahl der Tage, nach welchen die Entwöhnung vom Respirator begonnen werden darf, vor allem aber die Zeit, nach welcher definitiv extubiert werden kann (falls nicht ein extrapulmonaler Grund, wie z. B. ein anhaltendes Koma nach Verletzung des Zentralnervensystems eine weitere Verzögerung des Weanings erzwingt). Mit diesem Maß gemessen hat sich uns eine Beatmungsmechanik bewährt, die konkret wie folgt beschrieben werden kann [1, 7]:

– volumenkontrollierte Beatmung,
– PEEP: Beginn mit 10 cm H_2O; wenn nötig Steigerung in Intervallen von 30 min in Schritten von 5 cm H_2O (diese Erhöhung wird aber nie schlagartig, sondern immer nur in kleinen Schritten von 1 cm H_2O/min durchgeführt, weil auf diese Weise die ungünstigen Kreislaufveränderungen viel seltener beobachtet werden),
– tiefe Atemfrequenz von 10–8–6 Atemzügen/min,
– großes Atemzugvolumen von initial 15 ml/kg KG, bei guter Compliance möglich und gelegentlich vorteilhaft.
– niedriger und konstanter inspiratorischer Fluß im langen Inspirium von 4–5 sek Dauer und kürzerem Exspirium von höchstens 3 sek Dauer, d. h. Flußreduktion während Inspirationsphase bis auf 3 ml/sek/kg (oder 200 ml/sek bei 70 kg).

Können die Beatmungskriterien nicht dem Patienten und seiner Situation angepaßt werden, sondern muß umgekehrt die Beatmung den Möglichkeiten der Maschine angepaßt werden, so ist eine solche Maschine für die Beatmung dieser Patienten nicht geeignet.

Der tiefe inspiratorische Fluß mit dem hohen Atemzugvolumen bewirkt eine gleichmäßigere Beatmung der ganzen Lunge auch bei ungleichmäßiger Verteilung der Resistance. Wir glauben, daß sich deshalb die Anwendung des niedrigen

Tabelle 1. Pulmonary condition of 62 multiple trauma patients

On admission

	n	For blood gas analysis Spontaneous breathing/ Mechanical ventilation	F_IO_2	P_aO_2 (mm Hg)			
				$\bar{x}$	$\pm SD$	min	max
	38	Spontaneous breathing	0,2	63,3	± 18	35	105
	1	Mechanical ventilation	0,2	30			
	2	Mechanical ventilation	1	196	± 25	171	221
	21	Mechanical ventilation	—	No information			
	62						

After stabilisation

Stabilisation time (h)				For blood gas analysis Spontaneous breathing/ Mechanical ventilation	F_IO_2	P_aO_2 (mm Hg)			
$\bar{x}$	min	max	n			$\bar{x}$	$\pm SD$	min	max
11,9	3	35	14	Spontaneous breathing	0,2	83,1	± 15	58	110
19,6	6	40	36	Mechanical ventilation	0,2	83,8	± 17	51	111
17,8	3	36	11	Mechanical ventilation	1	373,6	± 75	219	483
No stabilisation (died after 4 h)			1						
			62						

inspiratorischen Flusses und des PEEP ergänzen und beide die funktionelle Residualkapazität vergrößern durch Rekrutierung vieler bisher verschlossener Alveolen und Überblähung von nur wenigen zuvor schon beatmeten Alveolen.

Gelegentlich werden aber so hohe endinspiratorische Druckwerte erreicht, daß vom angegebenen Schema (15 ml/kg KG als Atemzugvolumen) Abstand genommen werden muß. Aus folgenden Gründen ist das nur selten der Fall:

1. Meßtechnische Gründe: Zunächst wird der endinspiratorische Druck fälschlicherweise zu hoch eingeschätzt, wenn er nicht statisch gemessen wird, d.h. nur nach einem inspiratorischen Plateau (inflation hold) von mindestens 0,5 sek Dauer können wir im Tubus einen für das Innere der Lunge repräsentativen Druck messen. Lesen wir den Druck am Manometer der Beatmungsmaschine ab, muß das Druckplateau sogar noch länger sein. Außerdem sollte nach unserer Meinung – mindestens wenn therapeutische Entscheidungen davon abhängen – der endinspiratorische Druck ausschließlich in der Trachea selbst gemessen werden. Durch die Druckübertragung zum Apparatemanometer kommen gelegentlich falsche endinspiratorische Druckwerte zustande, und wenn falsch, dann im Apparat fälschlicherweise zu hoch.

2. Pathophysiologische Gründe: Bei Erniedrigung des inspiratorischen Flusses wird in den allermeisten Fällen die Compliance besser, d.h. bei gleich hohem Atemzugvolumen wird ein tieferer endinspiratorischer Druck entstehen. Außerdem sollte bei kritischen Patienten, bei denen man eigentlich nur ungern vom bewährten Schema abweicht, auch der intrathorakale Druck (also z. B. der Ösophagusdruck) gemessen werden, damit tatsächlich der transpulmonale Druckgradient und die Lungencompliance berechnet werden können. Für die Beurteilung der Gefahr, ob es zu einem Pneumothorax kommt, ist ja nur der transpulmonale Druckgradient maßgebend und nicht der endinspiratorische Trachealdruck per se. Namentlich aber bei Patienten mit Zwerchfellhochstand infolge Ileus etc. oder bei älteren Patienten mit starrem Thoraxskelett ist die thorakale Compliance beträchtlich reduziert, so daß nicht nur der endinspiratorische Trachealdruck beängstigend hoch ansteigt, sondern auch der intrathorakale Druck, d. h. der transpulmonale Druckgradient (und damit die Gefahr des Pneumothorax) steigt nur wenig an. Auch die Beeinträchtigung des Kreislaufs ist weniger stark ausgeprägt, wenn beim inspiratorischen Anstieg des Trachealdruckes der intrathorakale Druck nur geringgradig ansteigt. Außerdem können Veränderungen des Kreislaufs mit zuverlässigen Kreislaufparametern exakt beobachtet werden, und solange keine Hypovolämie vorliegt, sind beatmungsbedingte Kreislaufstörungen, welche pharmakologisch nicht kompensiert werden können, selten.

Ein Atemzugvolumen von 15 ml/kg bei tiefer Frequenz (8–10 Atemzüge/min) und tiefem inspiratorischem Fluß (200 ml/sek bei 70 kg) ist somit nach unseren Beobachtungen ein Ziel, welches zunächst anvisiert werden soll. Steigt dabei der transpulmonale Druckgradient auf gefährlich hohe Werte, so lassen wir den Fluß niedrig und reduzieren das Atemzugvolumen. Unvermeidlich wird dadurch das V_D/V_T ansteigen, so daß das Atemminutenvolumen erhöht werden muß. Dazu muß die Frequenz relativ stark erhöht werden, d. h. die Exspirationszeit muß auf ein Minimum verkürzt werden. Die Exspirationszeit kann beim Erwachsenen jedoch kaum je unter 1 sek verkürzt werden, weil bei unvollständiger Exspiration die volumenkontrollierte Beatmung zu unkontrolliert kumulierendem PEEP führen würde, wodurch der endinspiratorische Druck erneut ansteigen und das Atemzugvolumen abfallen müßte. Das Suchen nach dem optimalen Atemzugvolumen ist eine mühsame Arbeit; sie muß mit Geduld und Sorgfalt gemacht werden, wie das Suchen nach dem optimalen PEEP, das Suter beschrieben hat (vgl. Kap. 4.2, 4.3, 5.4). Die schwer veränderte Lunge muß (täglich!) im Hinblick auf die optimale Beatmungscharakteristik „titriert" werden. Dazu müssen die 4 variablen Größen (Atemzugvolumen, inspiratorischer Fluß, Exspirationszeit und PEEP) immer wieder einzeln und in sehr kleinen Schritten variiert werden, bis die für diesen Patienten und zu dieser Zeit optimale Kombination ermittelt ist. Hängt das Schicksal des Patienten von solchen Feinheiten ab, so genügt es nicht, nur den inspiratorischen Beatmungsdruck abzulesen, vielmehr muß er (optimal mit 5 mm/sek) phasisch registriert werden; sonst können wir derartige Feinheiten gar nicht erfassen und gezielt verändern. Selbstverständlich setzt das eine Beatmungsmaschine voraus, deren technische Konzeption uns in der bewußten Wahl derartiger Feinheiten volle Freiheit läßt.

Ergebnisse von Prophylaxe und Therapie

ARDS und primäre Beatmung. Nach einer ersten Mitteilung über 58 Patienten [4] haben wir im Juni 1976 die Daten von 132 polytraumatisierten Patienten

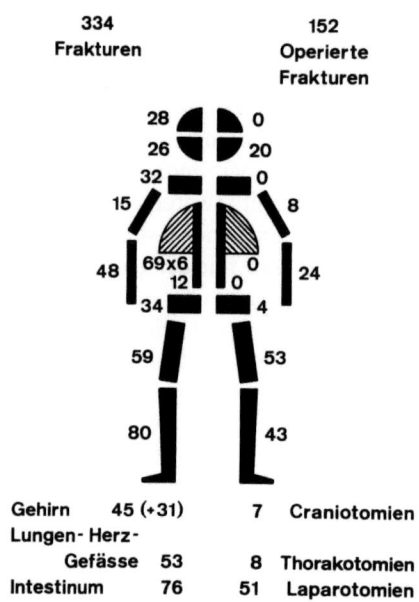

Abb. 7. Frakturen und Verletzungen (*links*) sowie operierte Frakturen und operierte Verletzungen (*rechts*) von 132 polytraumatisierten Patienten (s. Text)

zusammengestellt [9] (Abb. 7). 90 von 150 Frakturen wurden innerhalb 24 h nach dem Unfall und 62 in den folgenden 3 Tagen operiert (Abb. 8). 112 Patienten konnten entlassen werden, und 20 sind gestorben (Abb. 9). 6 Patienten mit respiratorischer Insuffizienz waren erst sekundär beatmet worden. Kein Patient, der primär beatmet worden ist, hatte eine schwere und nicht behandelbare respiratorische Insuffizienz.

In der Patientenserie Juni 1976 bis Juni 1977 (s. 4.1, Abb. 1) überlebten von 62 polytraumatisierten Patienten 54; die Todesursachen der 8 gestorbenen sind:
– 7mal alleiniger Gehirntod,
– 1mal sekundäre Milzruptur, die am 3. Tag (noch im Koma bei schwerer Contusio cerebri mit Gehirnödem) so spät erst erkannt worden ist, nachdem nach Reanimation mit Rippenfrakturen der doppelseitige Spannungspneumothorax drainiert war; nach der Splenektomie war der Patient durch die zusätzliche Hypoxie bereits dezerebriert.

In keinem Fall wurde klinisch eine respiratorische Insuffizienz beobachtet. Alle 8 verstorbenen Patienten blieben unter Beatmung bis zum Exitus bei unauffälligen Blutgasen. Bei der Autopsie fanden sich bei 4 dieser Patienten Zeichen einer Lungenkontusion und/oder Aspiration, nicht aber von ARDS.

Früh und rasch = kurz und billig. Bei dieser liberalen Indikationsstellung zur primären Beatmung wird das ARDS offensichtlich selten. Wie groß ist aber der Aufwand?

Bei den 132 Patienten der zweiten Serie war der durchschnittliche Aufenthalt auf der Intensivpflegestation 11 Tage. Ähnlich bei den 62 Patienten der dritten Serie: Die 54 Überlebenden konnten nach durchschnittlich 10,9 Tagen von der Intensivpflegestation auf die Abteilung verlegt werden (die mittlere Behandlungszeit der 8 Verstorbenen betrug 6,5 Tage).

Die akute respiratorische Insuffizienz (ARI)

Operable Fractures	Without Operation	Operation after Accident 0–24h	2–4d	2w	3w	4w	5w	6w	Total
26	6	6	3	8	1	2			20
15	7	4	3	1					8
11	9		1	1					2
27	10	6	5	5	1				17
10	5	1	1	1	1	1			5
34	30	3	1						4
59	6	43	5	3		2			53
13	7	3	3						6
47	17	21	6		2			1	30
20	13	3	1		3				7
		90	27	19	7	8	0	1	152

Abb. 8. In dieser Abbildung sind die Frakturen und Operationen der 132 Patienten der Abb. 7 genauer untergliedert, wobei ganz links die prinzipiell operablen Frakturen aufgezählt worden sind, während in der zweiten Kolonne die operablen Frakturen (welche aus „irgendwelchen" Gründen nicht operiert worden sind) stehen, und rechts sind die durchgeführten Operationen nach dem Operationstermin unterteilt worden: 1. Kolonne: 0–24 h nach dem Unfall; 2. Kolonne: 2.–4. Tag nach dem Unfall; 3. Kolonne: 5. Tag bis Ende 2. Woche etc. (s. Text)

Abb. 9. Tödliche respiratorische Insuffizienz nach Polytrauma

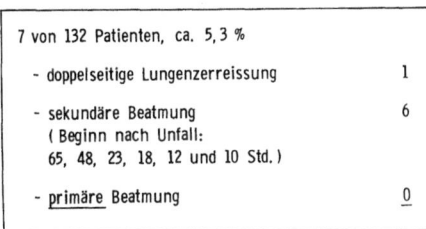

7 von 132 Patienten, ca. 5,3 %	
– doppelseitige Lungenzerreissung	1
– sekundäre Beatmung (Beginn nach Unfall: 65, 48, 23, 18, 12 und 10 Std.)	6
– **primäre** Beatmung	0

Von 194 polytraumatisierten Patienten (zweite und dritte Serie, Tabelle 2) sind alle mit Femurfrakturen (=62 Patienten, 9mal doppelseitige Fraktur) zusammengestellt. 39% wurden im Durchschnitt 1 h nach dem Unfall direkt zu uns eingewiesen. Die Osteosynthese begann im Mittel bereits 5 h nach dem Unfall (2–21 h). Die Stabilisierung hatte im Mittel 4 h (1–20 h) gedauert.

35% wurden über ein anderes Spital zu uns verlegt. Diese Patienten erreichten uns im Durchschnitt nach 4 h. Die Stabilisierung nahm schon 10 h (1–50 h) in Anspruch. 8% wurden nach erfolglosem Therapieversuch von auswärts zu uns verlegt. Sie konnten nach durchschnittlich 13 Tagen (1–27 Tage) operiert werden. Diese Aufgliederung zeigt, daß die für die sichere Stabilisierung notwendige Zeit um so kürzer ist, je schneller nach dem Unfall die konsequente Behandlung beginnt.

Tabelle 2. Verzögerung der Osteosynthese. 62 Patienten mit 71 Femurfrakturen

				Mittel		min	max
24 Pat. 2mal bds.	39%	Primäreinweisung	Unfall – Einlieferung Einlieferung – OP Unfall – OP	1 4 5	Stunden	0,8 1 2	2 20 21
22 Pat. 5mal bds.	35%	Frühverlegung aus anderem Spital	Unfall – Einlieferung Einlieferung – OP Unfall – OP	4 10 14	Stunden	2 1 3	10 50 54
5 Pat.	8%	Gestorben, Operabilität nicht erreicht	Unfall – Exitus	65	Stunden	5	216
5 Pat.	8%	Wegen Gehirnödem Frühoperation nicht möglich	Unfall – OP	8	Tage	4	14
5 Pat. 1 mal bds.	8%	Spätverlegung. Nach Therapieversuch in anderem Spital	Unfall – OP	13	Tage	1	27
1 Pat. 1 mal bds.	2%	Kind, Gehirnödem, nicht operiert					

P_aO_2 1 h nach Klinikaufnahme	Zeitbedarf für Stabilisierung	P_aO_2 nach Stabilisierung	Zeitraum der Beatmung und Entwöhnung bis zur Extubation/Kanülenentfernung		Zeitraum der Entwöhnung
			Bei Bewußtsein am Ende dieser Periode	Spontanbeatmung, aber noch mit Kanüle, da weiter ohne Bewußtsein, bei Transport in eine andere Klinik	
(mm Hg)	(h)	(mm Hg)	(d)	(d)	(d)
65 (sp) $n=24$ $F_IO_2=0,2$	**16** $n=38$	**86** (V) $n=30$ 90 (Sp) $n=8$ $F_IO_2=0,2$	7,4 $n=29$	>14 $n=9$	**2,5** $n=30$
49 (Sp) $n=5$ $F_IO_2=0,2$	**19** $n=8$	**352** (V) $n=8$ $F_IO_2=1$	7,5 $n=6$	>14 $n=2$	**3,5** $n=2$
196 (V) $n=2$ $F_IO_2=1$	**25** $n=2$	**72** (V) $n=2$ $F_IO_2=0,2$	14 $n=2$		**2,7** $n=13$

Abb. 10. Zusammenstellung der Veränderungen des arteriellen Sauerstoffpartialdrucks von 48 primär beatmeten Patienten, welche überlebt haben. *Sp* Spontanatmung, *V* volumenkontrollierte Beatmung mit PEEP, F_IO_2 inspiratorische Sauerstofffraktion (s. Text)

In Abb. 10 wurde für 48 Patienten der dritten Serie angegeben, wie viele Stunden für die definitive Stabilisierung erforderlich waren. Als Maß diente der Zeitpunkt, in welchem bei unauffälligem Kreislauf und unter Beatmung die inspiratorische Sauerstoffkonzentration ohne Gefahr für 20 min auf Raumluft reduziert werden konnte. Die 8 Gestorbenen und die 6, welche nach initialer kurzer Beatmung und Frühoperation mit Hilfe von Epiduralanästhesie zur Spontanatmung gebracht werden konnten, sind hier nicht berücksichtigt. Die Untergruppen wurden nach der Vergleichbarkeit der Dokumentation vor und nach Stabilisation gebildet. In den ersten zwei Untergruppen (zusammen 46 Patienten) konnten die zu diesem Zeitpunkt nicht mehr bewußtlosen 35 Patienten nach 7,5 Tagen (inbegriffen 3 Tage Weaning) extubiert resp. dekanüliert werden. 11 Patienten konnten wegen unzuverlässigem Aushusten infolge noch ungenügend ausgeheilter zerebraler Verletzung noch nicht extubiert werden in einem Moment, in dem kein Lungenschaden mehr nachweisbar war. Sie wurden tracheotomiert und unter Raumluft spontan atmend in andere Stationen verlegt. Bei 2 Patienten mit einem Eintritts-P_aO_2 von durchschnittlich 196 mm Hg (bei Beatmung mit reinem Sauerstoff) verstrich eine Stabilisierungszeit von 25 h, bis unter Beatmung mit F_IO_2 von 0,2 ein P_aO_2 von 72 mm Hg erreicht wurde; sie konnten (bei normalem Bewußtsein) erst nach 14 Tagen (inbegriffen 3 Tage Weaning) dekanüliert werden. Es scheint somit ein Zusammenhang zu bestehen zwischen der für die Stabilisierungsphase notwendigen Zeit und der Zeit, bis postoperativ extubiert werden kann.

Die aggressive Stabilisierung mit großzügiger Beatmungsindikation scheint demnach um so weniger Aufwand zu verursachen, desto früher sie eingesetzt wird. Wenn berücksichtigt wird, daß nach unserem Konzept bei Verlegung von der Intensivpflegestation auf die Pflegeabteilung nicht nur die respiratorische Insuffizienz mit ARDS vermieden worden ist, sondern daß in den durchschnittlich 11 Tagen auch bereits alle Frakturen operiert worden sind, wird kaum von übergebührlicher Inanspruchnahme der Intensivpflegestation gesprochen werden dürfen.

Respiratorische Insuffizienz und ARDS – Fettembolie und Fettemboliesyndrom

Nach jedem – noch so geringen – Trauma kann histologisch eine Fettembolie nachgewiesen werden [5, 6]. Sie trübt aber den klinischen Verlauf in der Regel nicht. Selten kommt es (sekundär, d.h. meist nach freiem Intervall) zu einem Syndrom von respiratorischer Insuffizienz, Bewußtseinsveränderung, Fieber, Petechien, Kreislaufstörungen. Tritt unter progredienter respiratorischer Insuffizienz der Tod ein, so finden sich massive Fettembolien. Stirbt der Patient aber erst nach Wochen mechanischer Beatmung, so kann der Pathologe nur noch ein ARDS finden. Ob eine Fettembolie ursächlich beteiligt war, kann histologisch weder bewiesen noch widerlegt werden.

Seitdem wir 1973 mit den beschriebenen Maßnahmen die posttraumatische respiratorische Insuffizienz weitgehend vermeiden konnten, haben wir auch kein Fettemboliesyndrom (FES) mehr gesehen. Die Rätsel sind nicht gelöst. Eines scheint aber der posttraumatischen respiratorischen Insuffizienz und dem ARDS, der Fettembolie und dem Fettemboliesyndrom gemeinsam zu sein: Bei aggressiver

Frühbehandlung unter forcierter Normalisierung der physiologischen Funktionen und unter primärer volumenkontrollierter Beatmung mit PEEP scheinen das ARDS wie das Fettemboliesyndrom relativ einfach verhindert werden zu können, sind sie aber einmal ausgebrochen und gar fortgeschritten, so ist die Behandlung kaum je erfolgreich. Damit haben das ARDS und das Fettemboliesyndrom eine völlig andere Bedeutung erhalten: Wir sehen das „ARDS" oder das „FES" (oder die „Schocklunge") nicht mehr als tragische Folge von verhängtem Geschick, sondern als Folge der nach Trauma und Schock versäumten Prophylaxe durch ungenügend rasche Wiederherstellung physiologischer Bedingungen.

Literatur

1. Geiger K, Wolff G (1973) Der Einfluß eines verlängerten Inspiriums bei Beatmung wegen respiratorischer Insuffizienz. Thoraxchir 21:414
2. Hehne HJ, Wolff G (1976) Therapie der Verbrauchskoagulopathie im hämorrhagischen Schock mit tiefgefroren konserviertem Frischplasma. Langenbecks Arch Chir 342:559
3. Hehne HJ, Nyman D, Burri H, Wolff G (1976) Tiefgefrorenes Frischplasma in der Behandlung der intravasalen Gerinnung. In: 2. Internationaler Kongreß für Notfallchirurgie, 19.–21. 6. 75, Zürich. Kongreßbericht, Bd. 2. Perimed, Erlangen, S. 175
4. Rüedi T, Wolff G (1975) Die Vermeidung posttraumatischer Komplikationen durch die frühe definitive Versorgung von Polytraumatisierten mit Frakturen des Bewegungsapparates. Helv Chir Acta 42:507
5. Sevitt S (1962) Fat embolism. London, Butterworth & Co., Ltd.
6. Whiteley HJ (1954) The relation between tissue injury and the manifestations of pulmonary fat embolism. J Pathol Bacteriol 67:521
7. Wolff G, Geiger K, Nosbaum J (1974) Neue Aspekte der Beatmungstechnik. Therapiewoche 24:237
8. Wolff G, Dittmann M, Frede KE (1978) Klinische Versorgung des Polytraumatisierten: Indikationsprioritäten und Therapieplan. Chirurg 49:737
9. Wolff G, Dittmann M, Rüedi T, Buchmann B, Allgöwer M (1978) Koordination von Chirurgie und Intensivmedizin zur Vermeidung der posttraumatischen respiratorischen Insuffizienz. Unfallheilkunde 81:425

6 Pulmonale Infektionen beim ARDS

6.1 Die sekundäre bakterielle Infektion

W. GLINZ[1]

Beim akuten Lungenversagen des Erwachsenen (ARDS) stellt die sekundäre bakterielle Infektion eine bedrohliche und oft letale Komplikation dar. Im vorliegenden Kapitel sollen kurz Klinik, Epidemiologie, Verlauf, Behandlung und Prognose dieser Komplikation in einer traumatologischen Intensivstation diskutiert werden. Dabei sind jene Fälle nicht berücksichtigt, bei denen das ARDS durch einen primären bakteriellen Infekt oder durch Endotoxine ausgelöst wurde [3–5, 8, 9, 11, 12].

Klinik und Diagnose der bakteriellen Superinfektion

Die typischen Symptome einer broncho-pulmonalen Infektion schließen eine Erhöhung der Körpertemperatur, der Leukozyten, eine Verschlechterung des Gasaustauschs und meistens deutliche Veränderungen des Bronchialsekretes ein. Ein Teil der „klassischen" Symptome können durch das ARDS oder das

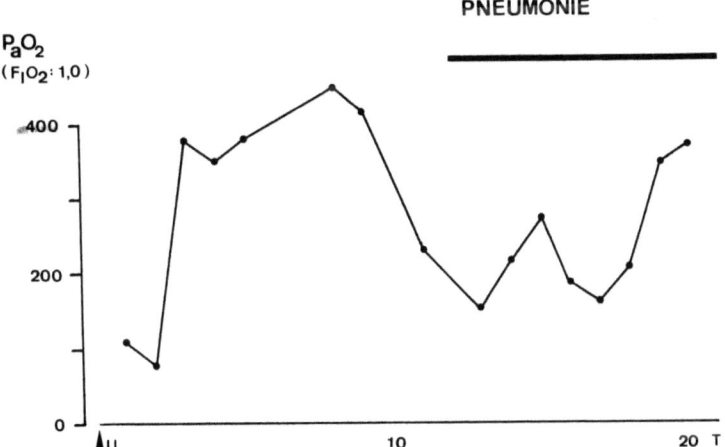

Abb. 1. 45jähriger Mann, Rippenserienfrakturen und anfänglich übersehene Milzruptur, primär nicht beatmet. ARDS mit P_aO_2 79 mm Hg bei $F_IO_2 = 1,0$ und PEEP+10 am Respirator. Normalisierung der Blutgase unter der Therapie. Beim Auftreten einer Pneumonie kommt es wiederum zur Shuntbildung (P_aO_2 bei $F_IO_2 = 1,0$: 164 mm Hg)

---

[1] Chirurgische Klinik B, Universitätsspital, CH-8091 Zürich

Grundleiden maskiert oder zumindest stark modifiziert werden. So sind bei diesen Patienten die Röntgenaufnahme des Thorax wie auch die Auskultation nicht geeignet, eine rechtzeitige Diagnose zu stellen. Das wohl einfachste und beste diagnostische Kriterium ist die Untersuchung des Bronchialsekretes, wo rasch vermehrt Leukozyten und Bakterien nachweisbar sind. Diese Veränderungen treten frühzeitig auf, weil die meisten pulmonalen Sekundärinfektionen beim ARDS durch Erreger verursacht werden, welche über die Atemwege eindringen und seltener hämatogenen Ursprungs sind. Solange nur eine bakterielle Besiedelung der Atemwege vorliegt, bestehen im Bronchialsekret zwar ähnliche Veränderungen, doch fehlen die klinischen Zeichen einer schweren Infektion, der Gasaustausch ist wenig verändert und eine Antibiotika-Therapie erübrigt sich. Demgegenüber ist bei einer sekundären Pneumonie oft der pulmonale Gasaustausch deutlich gestört, wobei in der Hälfte der Fälle der intrapulmonale Rechts-links-Shunt ansteigt (Abb. 1). Bei der Bewertung der Körpertemperatur, der Leukocytenzahl und des Differentialblutbildes ist zu berücksichtigen, daß beim Polytraumatisierten in der Regel bereits gewisse Veränderungen vorbestehen und diese Kriterien zur Diagnose einer zusätzlichen pulmonalen Infektion nur beschränkt verwertbar sind.

Epidemiologie

In den letzten drei Jahren wurden in der traumatologischen Intensivbehandlungsstation des Universitätsspitals Zürich 1143 überwiegend Schwerstverletzte behandelt. Davon wiesen 42 Patienten das Bild eines ARDS auf, wobei unter reiner Sauerstoffatmung ($F_IO_2 = 1,0$) ein arterielles PO_2 unter 200 mm Hg vorlag, was einem intrapulmonalen Rechts-links-Shunt von wohl mehr als 20% entsprechen dürfte [13]. Bei 30 Patienten mit ARDS entwickelte sich innerhalb von 2-14 Tagen nach dem Trauma eine Pneumonie. Positive Blutkulturen fanden sich bei 10 Patienten als Ausdruck einer Septikämie durch die Pneumonie selbst; bei 3 weiteren Fällen mit Sepsis bestand ein extrapulmonaler Infektionsherd, nämlich zweimal eine ausgedehnte Wundinfektion und einmal ein Gallenblasenempyem.

Die Pneumonie hatte meist kardiale Auswirkungen. Bei 23 unserer Patienten wurde durch wiederholte Messung mit der Farbstoffverdünnungsmethode oder mit Impedanzkardiographie das Herzzeitvolumen verfolgt (Abb. 2). Zum Zeitpunkt der klinisch manifesten Pneumonie war der Herzindex bei 11 Patienten mit über $5 l/min \cdot m^2$ überdurchschnittlich hoch; ein abnorm niedriger Herzindex von unter $3 l/min \cdot m^2$ fand sich indessen bei der Mehrzahl der septikämischen Fälle und bedeutete auch gleichzeitig ein prognostisch ungünstiges Zeichen, indem 5 von diesen 6 Patienten in der Folge verstorben sind (Tabelle 1).

Verlauf

Der Zeitpunkt des Auftretens der infektiösen Komplikation und ihre Auswirkungen auf die Ausbildung eines sekundären ARDS lassen im weiteren Verlauf 4 Möglichkeiten unterscheiden:

Die sekundäre bakterielle Infektion

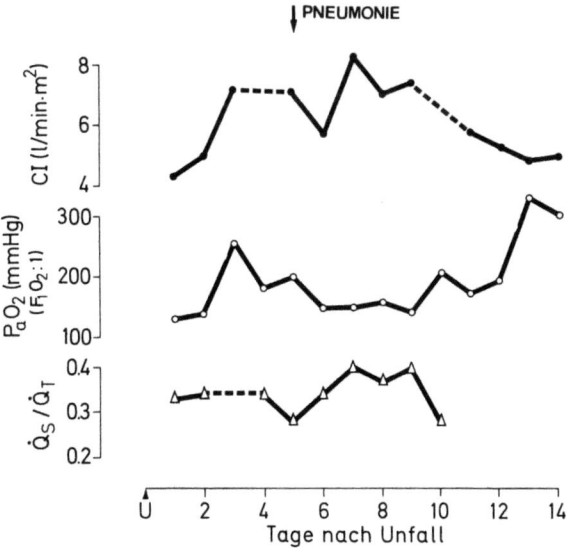

Abb. 2. 19jähriger Patient, ARDS (R-l-Shunt 34%), rasche Besserung unter Kortison und Überdruckbeatmung. Am Respirator Staphylokokken-Pneumonie am 5. Tag: R-l-Shunt steigt auf 42%, Herzindex bei über 8 l/min·m². Langsame Rückbildung der Shuntfraktion; zusammen mit der Besserung der pulmonalen Situation sinkt auch das Herzzeitvolumen wieder

Tabelle 1. Herzzeitvolumen (HZV) und Letalität (Angaben in Klammern) bei 23 Patienten mit Pneumonie oder Sepsis bei ARDS im Zeitpunkt der klinischen Diagnose des Infektes

		Nur Pneumonie	Sepsis
HZV tief	(CI 3 l/min·m²)	3 (1)	6 (5)
HZV normal	(CI 3–5 l/min·m²)	2	1
HZV hoch	(CI 5 l/min·m²)	8 (2)	3 (1)

a) Der Infekt tritt auf, wenn der Rechts-links-Shunt weitgehend zurückgebildet und der Gasaustausch bereits wieder normalisiert ist. Dabei kann entweder der Rechts-links-Shunt erneut ansteigen (Gruppe II) oder unverändert bleiben (Gruppe I).

b) Falls der broncho-pulmonale Infekt noch im floriden Stadium des posttraumatischen ARDS auftritt, d.h. bei noch persistenter ausgeprägter Hypoxämie, blieb einerseits der Rechts-links-Shunt unverändert (Gruppe III), bzw. verstärkte er sich progredient weiter (Gruppe IV).

Die Verteilung des Patientengutes auf diese 4 möglichen Verlaufsgruppen und ihre Bedeutung für die Letalität sind in Tabelle 2 dargestellt: In den Fällen mit ARDS in Rückbildung und normalisiertem pulmonalem Gasaustausch führte die sekundäre Pneumonie in keinem Falle zum Exitus. Demgegenüber starben 4 von 6

Tabelle 2. Häufigkeit und Letalität einer sekundären broncho-pulmonalen Infektion in Funktion des Stadiums des ARDS und der Auswirkungen auf den intrapulmonalen Rechts-links-Shunt

Zeitpunkt der Infektion und Effekt auf die Lunge	Pneumonie		Sepsis	
	Überlebt	Gestorben	Überlebt	Gestorben
Gruppe I: Nach ARDS R–l-Shunt normalisiert → kein neuer Shunt	5 Pat.	0 Pat.	2 Pat.	1 Pat.
Gruppe II: Nach ARDS R–l-Shunt normalisiert → erneute Shuntbildung	3 Pat.	0 Pat.	1 Pat.	2 Pat.
Gruppe III: Im aktiven Stadium des ARDS (wesentliche Shuntbildung) → R–l-Shunt unbeeinflußt	5 Pat.	1 Pat.	1 Pat.	0 Pat.
Gruppe IV: Im aktiven Stadium des ARDS (wesentliche Shuntbildung) → Zunahme des R–l-Shunts	2 Pat.	4 Pat.	2 Pat.	4 Pat.

Patienten, wenn die Sekundärpneumonie im floriden Stadium des posttraumatischen ARDS auftrat und eine weitere Zunahme des Rechts-links-Shunts verursachte. Bei den septikämischen Fällen war die Prognose günstig, sofern der Fokus chirurgisch saniert werden konnte, was in unserem Beobachtungsgut in 3 Fällen möglich war.

Die Ausbildung eines posttraumatischen ARDS läßt sich in den meisten Fällen vermeiden. Unsere Erfahrungen deuten außerdem darauf hin, daß die Prognose des ARDS beim traumatisierten Patienten um so günstiger ist, je früher und aggressiver die Therapie einsetzt. Besonders kritisch ist jedoch der Verlauf, wenn vor der Rückbildung des Rechts-links-Shunts eine Sekundärinfektion auftritt. Die Ursache der Letalität beim ARDS nach Polytrauma – sofern dieses rechtzeitig erkannt und behandelt wird – beruht damit vorwiegend auf einer Komplikation durch broncho-pulmonale Infektionen oder Septikämien. Als Beispiel dafür diene die folgende Beobachtung:

ARDS bei einem 53jährigen Patienten mit Rippenserienfrakturen, Lungenkontusion und Aspiration (Abb. 3). Unter Beatmung mit PEEP + 10 cm H_2O, $F_IO_2 = 1,0$, resultiert ein arterieller Sauerstoffpartialdruck von nur 57 mm Hg. Innert 24 h befriedigende Rückbildung der pulmonalen Gasaustauschstörung. Eine Klebsiellen-Pneumonie verursacht eine erneute Hypoxämie, die sich nochmals durch entsprechende Therapie zurückbilden läßt. Einige Tage später tritt aber ein erneuter Rechts-links-Shunt auf mit letalem Ausgang, wobei zum Zeitpunkt des Rückfalles im Bronchialsekret Serratia marcescens nachgewiesen wurde.

Die sekundäre bakterielle Infektion 99

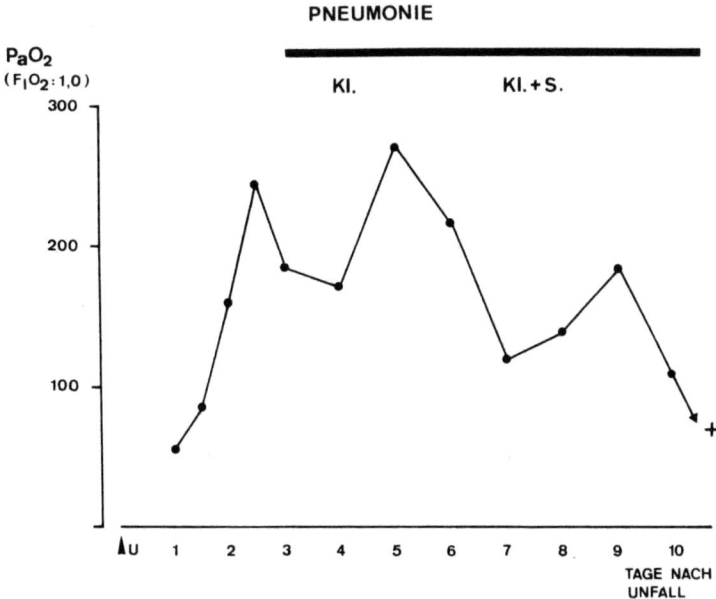

Abb. 3. Nach Besserung der ARDS-Symptomatik bei einem 53jährigen Patienten mit Rippenserienfrakturen, Lungenkontusion und Aspiration erneute R-l-Shuntbildung unter Auftreten einer Pneumonie mit Klebsiellen (*Kl*). Nach erneuter weitgehender Normalisierung des R-l-Shunt tritt wiederum, gleichzeitig mit dem Nachweis eines neuen Keimes (Serratia: *S*), ein ARDS auf, das zum Tode führt

Bakteriologische Befunde

Die Analyse der pathogenen Keime im Bronchialsekret bei Pneumonien während des Aufenthaltes auf der Intensivbehandlungsstation zeigt ein recht interessantes Erregerspektrum (Abb. 4): Bei früh auftretenden Pneumonien sind Erreger verantwortlich, welche vermutlich vorbestehend waren, wie beispielsweise Hämophilus, Pneumokokken, Streptokokken und Straphylococcus aureus. Nach Einsetzen der antibiotischen Therapie werden diese Keime eliminiert, es kommt aber häufig infolge eines Erregerwechsels nicht zur Abheilung der Pneumonie. Ab der zweiten Behandlungswoche stammen die Erreger vornehmlich aus wachsaaleigenen Keimen, die wir auf der Station leider mit gutem Erfolg über Jahre kultivieren, wie beispielsweise Pseudomonas, Klebsiellen, Serratien und neuerdings auch Acinetobacter. Pilzinfektionen spielen in unserem Krankengut als Ursache der Pneumonie keine bedeutsame Rolle.

Therapeutische Überlegungen

Die Therapie des ARDS mit sekundärer broncho-pulmonaler Infektion basiert wie beim unkomplizierten ARDS auf einer adäquaten Respirator- und Kreislaufbehandlung. Die Verabreichung von Kortikosteroiden kann auch in

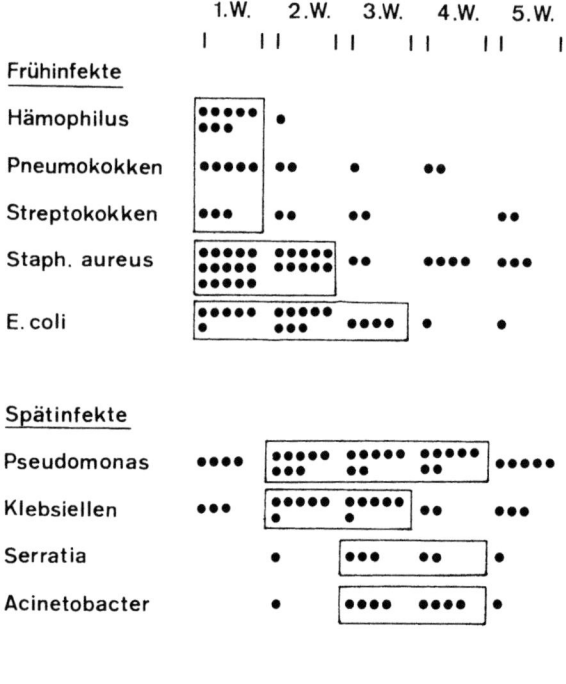

Abb. 4. Zeitpunkt der Isolierung pathogener Keime während des Aufenthaltes auf der Intensivbehandlungsstation bei 30 Patienten mit Pneumonie bei ARDS

Tabelle 3. „Antibiotika-Taktik"
Chirurgische Universitätsklinik B,
Zürich (s. Text)

I Trimethoprim/Sulfamethoxazol
  Fluocaxillin
  Ampicillin

II Cephalosporine

III Gentamicin/Tobramycin

IV Amikacin

diesen Fällen diskutiert werden. Wir selbst entschlossen uns jeweils für den Einsatz von initial 2 mal 1 g Methylprednisolon im Abstand von 6 h [10, 14].

Von größter Bedeutung scheint uns indessen eine strikte Antibiotika-Disziplin! Die an unserer Klinik angewandte „Antibiotika-Taktik" ist in Tabelle 3 dargestellt und beruht auf dem Grundsatz, daß kein Antibiotikum ohne den klinischen Nachweis einer Infektion verabreicht werden soll. Aus den 4 angeführten Medikamenten-Gruppen wählen wir zunächst immer ein effizientes Antibiotikum der „niedrigsten" Gruppe und gehen dann zur „höheren" Gruppe über, falls Resistenzbildungen vermutet oder nachgewiesen werden können. Innerhalb der Aminoglykosid-Antibiotika nimmt das Amikacin eine besondere

Stellung ein. Amikacin soll unbedingt ein Reserve-Antibiotikum bleiben und nur in lebensbedrohlichen Situationen zur Verwendung gelangen, wenn eine Resistenzbildung gegenüber anderen Antibiotika nachgewiesen ist.

Die prophylaktische Anwendung von Antibiotika beim ARDS ist abzulehnen, weil dadurch die Infektion nicht verhindert werden kann und lediglich Pneumonien mit resistenten Erregern gegenüber dem prophylaktisch verwendeten Antibiotikum auftreten. Ashbaugh [1] berichtet in einer allerdings nicht randomisierten Untersuchung, daß die Infektrate bei Patienten mit ARDS durch prophylaktische Antibiotika-Anwendung nicht gesenkt werden konnte und daß die Letalität damit sogar noch wesentlich höher lag.

Es gibt allerdings Anhaltspunkte, daß beim Schwerstverletzten die Immunabwehr geschwächt ist. Die Verabreichung von Gammaglobulinen in diesen Situationen bleibt kontrovers und hat bisher nicht die erhoffte Verbesserung in der Therapie und Prophylaxe schwerer bakterieller Infektionen gebracht [2]. Es sind aber andere Faktoren bekannt, mit welchen die Immunabwehr stimmuliert werden könnte, und in Einzelfällen – welche statistisch noch nicht ausgewertet werden können – haben wir während der infektiösen Phase Transferfaktor verabreicht [6, 7]. Man darf sich über die Möglichkeit einer Immunotherapie aber sicher keine falschen Illusionen machen; die Infektion bleibt weiterhin eines der großen Probleme bei der Intensivbehandlung des ARDS.

Literatur

1. Ashbaugh DG, Petty TL (1972) Sepsis complicating the acute respiratory distress syndrome. Surg Gynecol Obstet 135:865
2. Barandun S, Skvaril F, Morell A (1976) Prophylaxe und Therapie mit γ-Globulin. Schweiz Med Wochenschr 106:533, 580
3. Clowes GHA, Hirsch E, Williams L et al. (1975) Septic lung and shock lung in man. Ann Surg 181:681
4. Clowes GHA (1974) Pulmonary abnormalities in sepsis. Surg Clin North Am 54:993
5. Drinker CK (1975) Pulmonary edema and inflammation. Harvard University Press, Cambridge
6. Grob PJ (1975) Immunstimulation bei schweren Infektionen. Internist (Berlin) 16:486
7. Grob PJ, Reymond J-F, Häcki MA, Frey-Wettstein M (1976) Some physico-chemical and biological properties of a transfer factor preparation and its clinical application. In: Transfer factor. Academic Press, New York San Francisco London
8. Harrison LHJ, Hinshaw LB, Greenfield LJ (1971) Effects of E. coli septic shock on pulmonary hemodynamics and capillary permeability. J Thorac Cardiovasc Surg 61:795
9. Kuida H, Hinshaw LB, Gilbert RP, Visscher MB (1965) Effect of gram-negative endotoxin on pulmonary circulation. Am J Physiol 192:335
10. Kusajima K, Wax SD, Webb WR (1974) Effects of methylprednisolone on pulmonary microcirculation. Surg Gynecol Obstet 139:1
11. Lerf B, Glinz W (1977) Sepsis bei der Intensivtherapie von Schwerverletzten. Helv Chir Acta 44:561
12. McLean APH, Duff JH, MacLean LP (1968) Lung lesions associated with septic shock. J Trauma 8:891
13. Pontoppidan H, Laver MB, Geffin B (1970) Acute respiratory failure in the surgical patient. Adv Surg 4:163
14. Wilson JW (1972) Treatment or prevention of pulmonary cellular damage with pharmacologic doses of corticosteroid. Surg Gynecol Obstet 134:675

6.2 Primäre Pneumonie und ARDS

R. Keller[1] und A. Perruchoud[2]

Eine besondere, bisher weniger beachtete Form des ARDS ist seine Entstehung im Ablauf primärer, bakterieller Pneumonien [2, 3]. Nach strengen Kriterien gemessen liegt ein ARDS zwar nur dann vor, wenn es sich unter der Bedingung primär gesunder Atmungsorgane entwickelt; die primäre bakterielle Pneumonie muß in diesem Zusammenhang aber als Formvariante einer septischen, ausnahmsweise intrapulmonalen Infektionskrankheit betrachtet werden, welche grundsätzlich ähnliche Komplikationen bewirken kann wie ein extrapulmonaler septischer Herd. Daß die Pneumonie als Ursache des ARDS nicht überall Anerkennung findet, liegt teilweise sicher daran, daß die charakteristischen klinischen Veränderungen durch die pneumonische Symptomatik überlagert werden und der Verlauf dann vielfach als therapierefraktäre progressive Bronchopneumonie beurteilt wird. Mikroskopische Untersuchungen des Lungengewebes im Krankheitsablauf [1] sowie auch genauere Analysen des Autopsiematerials lassen dann erkennen, daß sich neben den pneumonischen Veränderungen auch charakteristische und disseminierte Läsionen vorfinden, wie man sie nur beim ARDS beobachten kann.

Eine ARDS-Komplikation beobachtet man ausschließlich bei Patienten mit schweren, toxisch-septischen Pneumonien, bedrohlicher respiratorischer Insuffizienz, Bewußtseinsstörung und Schocksymptomatik. Bei den von uns bisher genauer analysierten 29 Fällen handelte es sich ausnahmslos um ausgedehnte, oft doppelseitige Lobärpneumonien. In etwa 50% der Fälle konnten Pneumokokken (Diplococcus pneumoniae) im Bronchialsekret oder/und in der Blutkultur gefunden werden, in den übrigen Fällen blieben die entsprechenden Proben steril, möglicherweise bedingt durch eine bereits eingeleitete antibakterielle Chemotherapie. Jüngere Patienten sind ebenso häufig davon betroffen wie ältere, wobei gelegentlich eine vorgeschädigte Infektabwehr wie beispielsweise eine Behandlung mit Immunosuppressive oder ein exzessiver Äthylabusus als besondere Risikofaktoren angeführt werden können. Von allen näher analysierten Patienten litt indessen keiner an einer vorbestehenden chronischen obstruktiven Atemwegserkrankung, was insofern erstaunt, als diese Patienten besonders häufig an bakteriellen Atemwegsinfektionen insbesondere durch Pneumokokken erkranken. In allen Fällen war auch stets bereits initial eine kontrollierte Beatmung erforderlich zur Behebung der schweren hypoxämisierenden respiratorischen Insuffizienz. Demgegenüber konnte bei Patienten mit Pneumokokken-Pneumonien, welche nicht beatmet werden mußten, in keinem Fall ein ARDS beobachtet werden; eine späte, sekundäre Beatmungsindikation wegen ARDS-

---

[1] Medizinische Klinik, Kantonsspital, CH-5001 Aarau
[2] Abteilung für Atmungskrankheiten, Departement für Innere Medizin, Kantonsspital, CH-4031 Basel

Primäre Pneumonie und ARDS

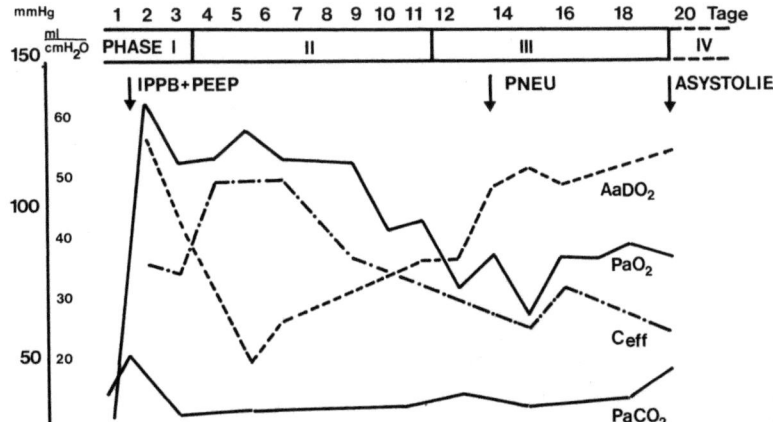

Abb. 1. Letaler, charakteristischer Verlauf einer 34j. Patientin mit septisch-toxischer Pneumokokken-Pleuropneumonie dargestellt anhand der blutgasanalytischen und atemmechanischen Verlaufsparameter (AaDO$_2$ = Alveoloarterielle Sauerstoffpartialdruckdifferenz, P$_a$O$_2$ = arterieller Sauerstoffpartialdruck, P$_a$CO$_2$ = arterieller Kohlensäurepartialdruck, C$_{eff}$ = effektive Compliance)

Tabelle 1. Letaler Verlauf einer Pneumokokken-Pneumonie mit ARDS

Phase	I (2. Tag)	II (8. Tag)	III (17. Tag)
Pulsfrequenz (min^{-1})	130	110	140
Blutdruck (mm Hg)	80/50	110/60	80/50
ZVD (cm H$_2$O)	+20	+10	+26
Temp (°C)	38,1	37,5	38,6
Hämoglobin (g%)	11,1	12,6	10,1
Leukozyten (mm^3)	3700	29000	36000
– Stabkernig	55%	7%	24%
Thrombozyten (mm^3)	73000	172000	433000
Natrium (mäq/L)	143	137	157
Kalium (mäq/L)	3,9	4,1	3,8
Harnstoff-N (mg%)	44	41	123
Glukose (mg%)	65	190	300

Komplikationen im Anschluß an eine bakterielle Pneumokokken-Pneumonie ist ungewöhnlich.

Der klinische Verlauf gestaltete sich im übrigen bemerkenswert uniform und läßt sich bei differenzierter Analyse im wesentlichen in 4 Phasen einteilen (Abb. 1, Tabelle 1):

Phase I: Akute toxische Lobärpneumonie
Phase II: Regredienz der pneumonischen Veränderungen und Beginn eines progredienten ARDS
Phase III: Fortgeschrittenes und etabliertes Stadium des ARDS mit sekundären, oft letalen Komplikationen
Phase IV: Allmähliche Regredienz der ARDS-Veränderungen

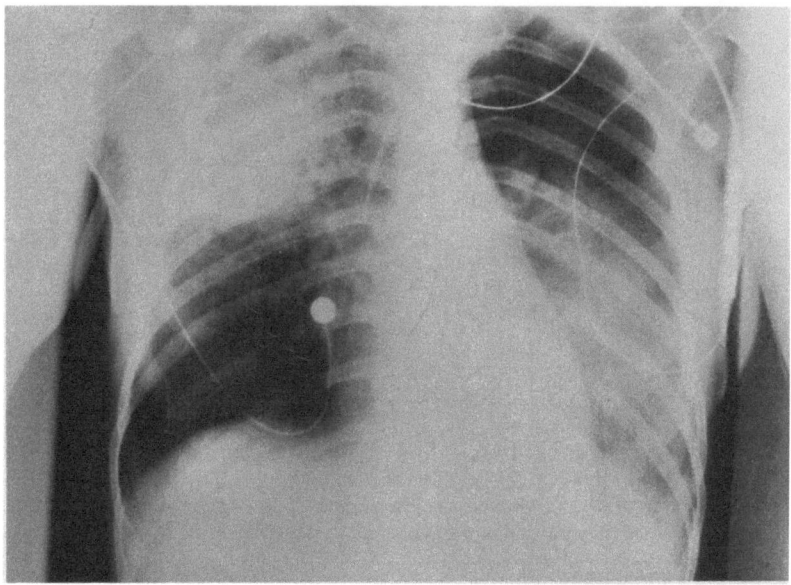

Abb. 2. Thoraxaufnahme (im Liegen) einer 34j. Patientin mit akuter bilobärer Pneumokokken-Pleuropneumonie unmittelbar nach Intubation und Beginn der antibakteriellen Chemotherapie (Phase I)

In *Phase I* dominiert das toxische, pneumonische Krankheitsbild. Nach meist banalen, katarrhalischen Prodromi kommt es innert Stunden bis weniger Tage zu einem bedrohlichen Zustand, wie er dem klassischen, typhösen Verlauf der schweren bakteriellen Lobärpneumonie entspricht; hochfebrile, septische Temperaturen, eitrig-blutiger Auswurf, Zyanose, tachypnoische Dyspnoe bis zur atemmotorischen Erschöpfung, Bewußtseinsstörung, arterielle Hypotension und Oligurie. Im Blutbild besteht eine Leukopenie mit massiver Linksverschiebung und toxischen Veränderungen der Granulozyten, die Thrombozytenzahl ist um 100000 mäßig erniedrigt, die übrigen Gerinnungsfaktoren sind meist normal. Blutgasanalytisch findet sich eine schwere Hypoxämie und nicht selten eine beginnende Hyperkapnie infolge alveolärer Hypoventilation, in etwa 50 % der Fälle konnten Pneumokokken im Bronchialsekret und/oder in der Blutkultur nachgewiesen werden. Radiologisch (Abb. 2) sind homogene und dichte Infiltrationen in einem oder mehren Lungenlappen erkennbar, gelegentlich finden sich eitrige Pleuraergüsse, Durch intensivmedizinische Maßnahmen wie kontrollierte Überdruckbeatmung mit PEEP, hochdosierte bakterizide Antibiotika-Therapie, Kortikosteroide und kreislaufaktive Pharmaka kann der lebensbedrohliche Zustand in der Regel behoben werden.

In *Phase II* zeichnet sich vorerst eine Rückbildung der infektiösen pneumonischen Symptomatik ab. Die septischen Temperaturen gehen auf subfebrile Werte zurück, die eitrige Bronchialsekretion nimmt ab, im Blutbild beobachtet man eine Leukozytose mit abnehmender Linksverschiebung. Auch die respiratorische Insuffizienz verbessert sich mit Verminderung der Hypoxämie und der alveoloarteriellen Sauerstoffdifferenz, so daß mit niedrigeren inspiratorischen Sauerstoff-

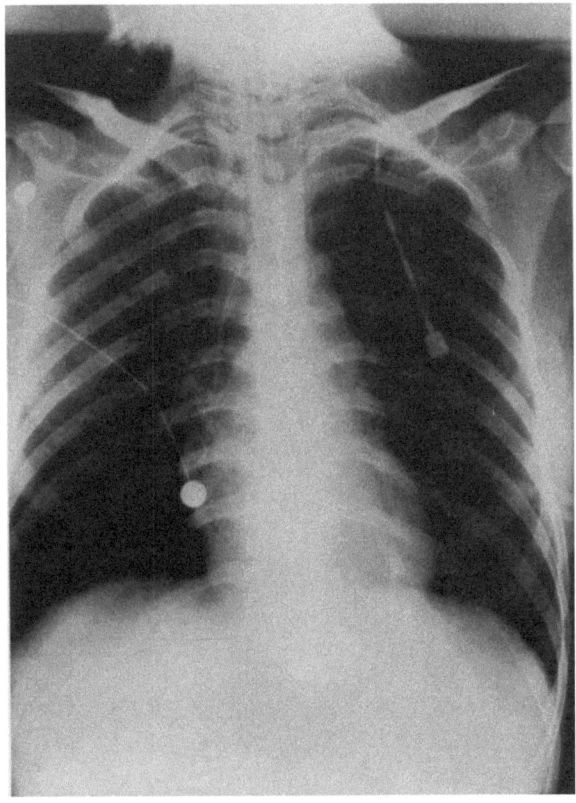

Abb. 3. Thoraxaufnahme derselben Patientin wie in Abb. 2 nach 5 Tagen maschineller Beatmung mit PEEP und antibakterieller Chemotherapie (Phase II)

konzentrationen beatmet werden kann. Gleichzeitig nimmt die effektive Compliance zu und die inspiratorischen Beatmungsdrucke können reduziert werden. Lediglich die übermäßige Totraumventilation bleibt bestehen und erfordert weiterhin relativ hohe Beatmungsvolumina. Radiologisch werden die lokalisierten homogen dichten Verschattungen transparenter, wobei man bei guter Aufnahmetechnik bereits disseminierte interstitielle Veränderungen nun auch an Stellen erkennt, welche bislang von der Pneumonie verschont geblieben waren (Abb. 3). Die Phase der klinischen und respiratorischen Besserung ist nur von kurzer Dauer und kreuzt sich mit den charakteristischen Symptomen eines progredienten ARDS: allmählich erneute Zunahme der Hypoxämie und alveolo-arteriellen Sauerstoffdifferenz, Abnahme der effektiven Compliance, Zunahme des zentralvenösen und pulmonalarteriellen Druckes infolge präkapillärer pulmonal-arterieller Widerstandserhöhung parallel zu disseminierten interstitiellen Lungenveränderungen im Thoraxröntgenbild. Die Thrombopenie hält an oder verstärkt sich sogar noch weiter, von den übrigen Gerinnungsfaktoren sind vor allem die Vitamin-K-abhängigen betroffen gleichzeitig mit einem Anstieg der Transaminasen, der alkalischen Phosphatase und des Bilirubins. Fast regelmäßig beobachtet man eine temporäre Hyperkaliämie, eine persistente Glukoseintoleranz sowie eine progrediente Nierenfunktionsstörung nach vorübergehender Zunahme der Diurese. Der Kreislauf bleibt instabil, es tritt eine

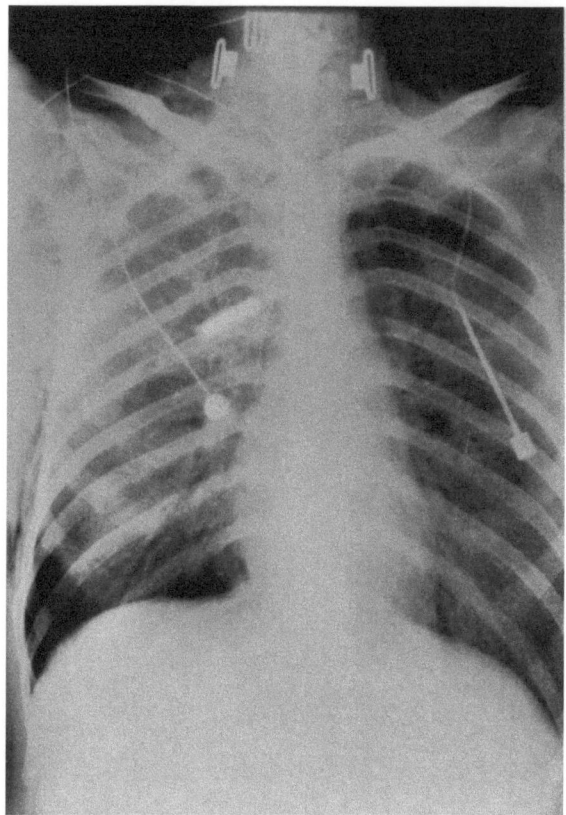

Abb. 4. Thoraxaufnahme derselben Patientin wie in den Abb. 2 und 3 2 Wochen nach Beginn der akuten Pleuropneumonie. Trotz kontrollierter Langzeitbeatmung mit PEEP, subtiler Kreislauftherapie mit Volumenbeschränkung und resistenzgerechter Antibiotikatherapie entwickelt sich ein progredientes ARDS mit disseminierten, konfluierenden Infiltrationen (Phase III)

Wasserretention auf, welche eine diuretische Therapie erfordert. Eine schwer zu beeinflussende Darmatonie macht die enterale Ernährung problematisch. Nachdem der Kliniker sich bereits auf eine Entwöhnungsphase vom Respirator vorbereitet hatte, werden diese Bemühungen durch die progrediente respiratorische Insuffizienz und die zahlreichen extrapulmonalen Komplikationen illusorisch.

Meist nach nur wenigen Tagen ist *Phase III* mit dem voll ausgebildeten Stadium des ARDS erreicht. Die respiratorische Insuffizienz läßt sich nun nur noch mit steigenden inspiratorischen Sauerstoffkonzentrationen und hohen Beatmungsdrukken bzw. Beatmungsvolumina kompensieren. Radiologisch sind beide Lungen relativ homogen durch konfluierende azinäre und retikuläre Strukturen verdichtet (Abb. 4), gelegentlich treten nun auch sekundäre bronchopneumonische Infiltrationen hinzu, für welche meist ein Superinfekt mit opportunistischen Keimen (gramnegative Erreger) verantwortlich ist. Das Bronchialsekret ist spärlich, hämorrhagisch, hochviskös bis klebrig und neigt zur Verlegung des Beatmungstubus. Bei bronchoskopischen Explorationen erkennt man ausgetrocknete blutige Membranen an allen Lappenostien, welche sich nur nach ausgiebiger Spülung mit NaCl beseitigen lassen. Eine endobronchiale Lavage zur Beseitigung der hämorrhagischen Dyskrinie verursacht aber stets eine unliebsame Zunahme der radiologischen Veränderungen und der respiratorischen Insuffizienz und sollte deshalb unterlassen werden. Das klinische Bild wird weiter kompliziert durch systemische, extrapulmonale Auswirkungen des ARDS wie Niereninsuffizienz, Leberzellschädigung, Glukoseintoleranz, Darmatonie und tiefe Bewußtseinsstörung. Fast obligat treten in diesem Stadium auch rezidivierende Spontanpneumothoraces auf, welche unter der Überdruckbeatmung rasch zum bedrohlichen Spannungspneu führen können. Trotz aufmerksamster und aufwendiger Intensivbehandlung sterben 80–90% dieser Patienten nach 10–14 Tagen maschineller Beatmung entweder an der progredienten respiratorischen Insuffizienz mit terminal schwerster Hypoxämie oder an einer akuten Rhythmusstörung infolge Rechtsherzüberlastung.

So erleben nur wenige Patienten die *Phase IV* mit allmählicher Rückbildung des potentiell stets reversiblen ARDS. Sie kündigt sich an durch eine sukzessive Abnahme der Hypoxämie und der Beatmungsdrucke; die alveolo-arterielle Sauerstoffdifferenz und die effektive Compliance sind damit die zuverlässigsten Parameter für einen Routinebetrieb, um diese Entwicklung frühzeitig zu verfolgen. Das Beatmungsvolumen bleibt indessen wegen der weiterhin stark vergrößerten Totraumventilation noch lange Zeit erhöht. Die Patienten sind immer noch äußerst anfällig für bronchopulmonale Sekundärinfektionen vor allem durch gramnegative Keime, aber auch systemische Mykosen. Die Heilungsvorgänge an den Atmungsorganen verlaufen verzögert, und vorgängig entstandene pleurale Fisteln verschließen sich auffallend langsam. An den übrigen Organen ist die Besserung ebenfalls zu beobachten; so kommt die Darmtätigkeit wieder in Gang, die Glukoseintoleranz geht zurück, der Patient wird ansprechbar, und die Nierenfunktion erholt sich während einer längeren polyurischen Phase. Bis zur endgültigen Entwöhnung vom Respirator und Rehabilitation zur effizienten Spontanatmung bedarf es noch einer langfristigen maschinellen Beatmung in der Regel während mehrerer Wochen. Immerhin zeigen die bisherigen Verlaufsbeobachtungen [5], daß praktisch alle organischen Störungen reversibler Natur sind und daß beispielsweise die Lungenfunktionsprüfung nach 6–12 Monaten nur noch erstaunlich geringfügige Residuen wie eine verminderte Vital- und Diffusionskapazität aufweist.

Wie lassen sich die pathogenetischen Zusammenhänge zwischen akuten primären Pneumonien und ARDS erklären? Auffallend ist sicher die Beobachtung, daß es sich bei den beobachteten Fällen ausschließlich um schwere toxische und septikämische Lobärpneumonien gehandelt hat, meist verursacht durch einen Pneumokokkeninfekt. In dieser Hinsicht ist das ARDS bei bakterieller Pneumonie pathogenetisch den bekannten extrapulmonalen Septikämien verwandt. Für den Kliniker ist es dadurch von großer Bedeutung zu entscheiden, ob eine Pneumonie zu den toxischen Formen gehört, damit möglichst frühzeitig die intensivmedizinischen Maßnahmen eingeleitet werden können. Auffallend ist aber außerdem die Tatsache, daß ein ARDS nur bei denjenigen Patienten aufgetreten ist, welche wegen ihrer schweren Pneumonie und exzessiven respiratorischen Insuffizienz beatmet werden mußten. Wahrscheinlich war bei all diesen Fällen die respiratorische Insiffizienz derart ausgeprägt, weil bereits erste Reaktionen durch das ARDS mitbeteiligt waren. Trotzdem könnte man sich rein hypothetisch vorstellen, daß die Überdruckbeatmung bei akuter bakterieller Pneumonie nicht nur positive Auswirkungen haben kann, vor allem wenn man sich an den alten Lehrsatz erinnert, daß jedes akut entzündete Organ vorerst einmal ruhig gestellt werden sollte. Immerhin ist es denkbar, daß durch die Überdruckbeatmung die Toxämie vorübergehend verstärkt wird, die humoralen Abwehrmechanismen geschwächt werden und der für den Verlauf des ARDS wichtigen Surfactant übermäßig verbraucht wird [4]. Für die Zukunft wäre vielleicht zu überlegen, ob in diesen Fällen nicht eine schonendere Beatmung, unterstützt beispielsweise durch eine temporäre extrakorporelle Oxygenation, prognostisch bessere Resultate ergeben würde.

Literatur

1. Hill JD, Ratcliff JL, Parrott JC, Lamy M, Fallat RJ, Koeniger E, Yaeger EM, Whitmer G (1976) Pulmonary pathology in acute respiratory insufficiency: lung biopsy as a diagnostic tool. J Thorac Cardiovasc Surg 71:64
2. Keller R, Kopp C, Herzog H (1975) Klinik und Therapie der Schocklunge. Verh Dtsch Ges Inn Med 81:478
3. Keller R, Perruchoud A, Kopp C (1976) Aktuelle Beatmungsprobleme bei obstruktiven und restriktiven Erkrankungen der Atmungsorgane. Intensivmed 13:121
4. McClenahan JB, Urtnowsky A (1967) Effects of ventilation on surfactant and its turnover rate. J Appl Physiol 23:215
5. Yernault JC, Englert M, Sergyels R, DeCoster A (1975) Pulmonary mechanics and diffusion after „shock lung". Thorax 30:252

7 Spezielle medikamentöse Maßnahmen

7.1 Die Bedeutung der Kortikosteroide in der Prophylaxe und Behandlung des ARDS

A. PERRUCHOUD[1], R. KELLER[2], R. RITZ[3] und H. HERZOG[1]

Die bisher bekannten pathogenetischen Mechanismen, welche für die Entstehung und den Ablauf des ARDS verantwortlich zu sein scheinen, hatten bereits früher immer wieder den Einsatz von Kortikosteroiden zur Beeinflussung des Krankheitsbildes veranlaßt. Nach neueren experimentellen und klinischen Untersuchungen [1, 2, 6, 10, 16] gelingt es offenbar, mit Kortikosteroiden, allerdings in pharmakologischen Dosierungen, Schockzustände und ihre letalen Folgeerscheinungen günstig zu beeinflussen. Als positive Effekte dieser hochdosierten Kortikosteroid-Therapie sind in der Behandlung des ARDS die Beeinflussung der folgenden Mechanismen bedeutungsvoll:

1. Verbesserung der Mikrozirkulation durch prä- und postkapilläre Vasodilatation mit Verhinderung kapillärer Stase und Thrombozytenaggregationen [9, 17, 19].

2. Abdichtung der Kapillarendothelien zur Bekämpfung der plasmazellulären Extravasationen, welche im Lungengefäßsystem für das gefürchtete "capillary leakage" verantwortlich sind [6, 17].

3. Stabilisierung der Leukozyten- und Thrombozyten- und Lysosomen-Membranen, wodurch die Freisetzung aktiver biogener Amine verhindert wird [10, 17].

4. Blockierung von Reaktionen zwischen Komplement und Endotoxin, wie sie vermutlich in der Pathogenese der septischen Krankheitszustände eine wichtige Rolle spielen [4, 10].

5. Stimulation der Surfactant-Produktion durch die Pneumozyten II, wie man es klinisch allerdings erst zur Prophylaxe des ARDS des Neugeborenen als vielversprechende Maßnahme beobachten konnte [3, 15].

6. Allgemeine antiinflammatorische Wirkung auf den entzündlichen interstitiellen und alveolären Prozeß der Lunge, der sich pathologisch-anatomisch eindeutig als eine Form der akuten fibrosierenden Alveolitis präsentiert [5, 11, 18].

In den bisherigen Untersuchungen kamen vor allem Hydrokortison-Sukzinat in einer Dosierung von 150 mg/kg Körpergewicht, Methylprednisolon in einer Dosierung von 30 mg/kg und Dexamethason in einer Dosierung von 6 mg/kg zur Anwendung, wobei offenbar das Methylprednisolon gegenüber den anderen Steroiden gewisse Vorzüge bezüglich Wirkungseintritt, Diffusionsvermögen und geringeren Nebenwirkungen aufweist [7, 14, 17]. Die vorliegenden klinischen Erfahrungsberichte mit pharmakologischen Dosen von Kortikosteroiden erlauben

1 Abteilung für Atmungskrankheiten, Departement für Innere Medizin, Kantonsspital, CH-4031 Basel
2 Medizinische Klinik, Kantonsspital, CH-5001 Aarau
3 Abteilung für Intensivmedizin, Departement für Innere Medizin, Kantonsspital, CH-4031 Basel

indessen noch keine einheitliche Beurteilung der Effektivität. Allerdings berichten Dietzmann [2], Lillehei [1] sowie Morrison et al. [8] über eine signifikante Abnahme von ARDS-Komplikationen bei kardiogenen Schockformen, Sladen [14] sowie Lozman et al. [7] verzeichneten eine verbesserte Prognose bei Patienten nach Polytrauma, und Schumer [13], Rigby et al. [12] konnten Letalität und Inzidenz pulmonaler Komplikationen beim septischen Schock drastisch senken. Ebenso einhellig sind aber die Ansichten darüber, daß bei etabliertem, fortgeschrittenem ARDS die Kortikosteroide keinen entscheidenden Nutzen mehr erbringen können, so daß sie – wenn überhaupt – möglichst frühzeitig oder sogar prophylaktisch verabreicht werden sollen.

Eigene Erfahrungen und Ergebnisse. Ermuntert durch die zahlreichen positiven Erfahrungsberichte untersuchten wir in einer prospektiven Versuchsanordnung den Verlauf von 27 Patienten mit den typischen Zeichen des beginnenden ARDS unter einer initialen Therapie mit Methylprednisolon in pharmakologischer Dosierung. Im Abstand von 8stündlichen Intervallen wurden 3mal 30 mg/kg Körpergewicht Methylprednisolon in Form einer langsamen intravenösen Injektion verabreicht, dies in der Annahme, daß vor allem bei den septischen Zuständen die auslösenden Ursachen des ARDS nicht unmittelbar beseitigt waren, entsprechend den aufschlußreichen tierexperimentellen Untersuchungen von Neuhof et al. [10]. Es handelt sich dabei vor allem um Patienten mit primären septischen Pneumonien, mit sekundären Pneumonien durch Aspirationen und andere äußere Einwirkungen, sowie um schwere Herz-Kreislauf-Störungen mit Schocksymptomatik. Als Kontrollgruppe dienten 24 Patienten mit ähnlichen Krankheitszuständen, welche retrospektiv analysiert wurden und welche keine Kortikosteroide erhalten hatten. Allen 51 Fällen gemeinsam war der klinische Nachweis eines ARDS nach radiologischen, lungenfunktionellen und hämodynamischen Kriterien, wobei die Diagnose bei den verstorbenen Patienten in jedem Fall auch histologisch bestätigt werden konnte. Ebenso einheitlich war die Basis-Therapie, bestehend in einer kontrollierten Beatmung mit positivem end-expiratorischem Überdruck, einer adäquaten Herz-Kreislauf-Therapie unter Vermeidung hypervolämer Zustände und einer Thromboseprophylaxe mit niedrigen Dosen Heparin ("low dose" 10000–15000 Einheiten über 24 h).

Bei einer Gegenüberstellung der beiden Vergleichsgruppen (Tabelle 1) stellt man fest, daß die Letalität durch die Verabreichung von Kortikosteroiden in pharmakologischer Dosierung nur wenig beeinflußt werden kann. Vor allem bei den primär septischen Pneumonien besteht weiterhin eine miserable Prognose, weil der deletäre Verlauf infolge eines progredienten ARDS durch den Einsatz von Kortikosteroiden nicht beeinflußt werden konnte. Lediglich bei den sekundären pneumonischen Komplikationen und der Gruppe mit schweren Herz-Kreislauf-Störungen besteht ein gewisser Trend zur verbesserten Überlebenschance; die geringen Fallzahlen sind aber für eine statistische Signifikanzprüfung ungeeignet.

Diskussion. Auch aufgrund unserer eigenen Ergebnisse fällt es einigermaßen schwer, die Wirkung von Kortikosteroiden in pharmakologischer Dosierung objektiv zu beurteilen. Beim ARDS durch primäre septische Pneumonien würden wir aufgrund der vorliegenden Ergebnisse die hochdosierte Kortikosteroid-Therapie ablehnen. Möglicherweise manifestiert sich das ARDS bei dieser Patientengruppe nach

Tabelle 1. Ergebnisse der randomisierten Patienten-Gruppen mit und ohne Kortikosteroid-Therapie

ARDS	Kortikosteroide[a]	Patienten	Exitus	%
Gruppe 1 Nach primärer Pneumonie	ohne mit	11 14	9 11	82 80
Gruppe 2 Nach sekundärer Pneumonie	ohne mit	7 7	2 0	29 0
Gruppe 3 Nach Herzkreislaufversagen	ohne mit	6 6	2 1	33 18
Total	ohne mit	24 27	13 12	54 44

[a] 30 mg/kg KG Methylprednisolon, 3 mal, 8 stündiges Intervall

klinischen Kriterien zu spät, so daß die präventive und protektive Wirkung der Kortikosteroide nicht mehr rechtzeitig zum Einsatz gelangen konnte. Bei den Gruppen mit komplizierten sekundären Pneumonien und schweren Herz-Kreislauf-Störungen würden wir indessen Kortikosteroid-Therapie in der angegebenen Dosierung weiter empfehlen, da der Zeitpunkt des auslösenden Ereignisses klinisch besser definiert ist und die protektive Wirkung der Kortikosteroide in einigen Fällen wahrscheinlich rechtzeitig erfolgte. Eine prophylaktische Verabreichung bei allen potentiell gefährdeten Patienten scheint uns aber im Gegensatz zu unseren früheren Auffassungen [5, 11] nicht mehr gerechtfertigt. Sie dürfte auch aus praktischen Aspekten kaum durchführbar sein, wenn man bedenkt, daß damit jedes größere Trauma möglichst bereits am Unfallort und jeder Myokardinfarkt oder jede beginnende Septikämie als erste Maßnahme Kortikosteroide in grammweiser Dosierung erhalten soll, ganz abgesehen von den erheblichen zusätzlichen Medikamenten-Kosten, welche sich heutzutage vor allem im ambulanten Betrieb und in kleineren Krankenhäusern prohibitiv auswirken. Es bleibt zu wünschen, daß durch künftige, prospektive und randomisierte Untersuchungsprojekte zuverlässigere Indikationen zum Einsatz der Kortikosteroide zur Verhütung eines letalen ARDS erarbeitet werden können.

Literatur

1. Dietzman RH, Lillehei RC (1968) The treatment of cardiogenic shock: V. The use of corticosteroids in the treatment of cardiogenic shock. Am Heart J 75:274
2. Dietzman RH, Motsay GJ, Lillehei RC (1971) Die Anwendung von Arzneimitteln bei der Schockbehandlung. Internist (Berlin) 12:103
3. Farrel PM, Avery ME (1975) Hyaline membrane disease. Am Rev Respir Dis 111:657
4. Glenn TM, Lefer AM (1971) Anti-toxic action of methylprednisolone in hemorrhagic shock. Eur J Pharmacol 13:230
5. Keller R, Kopp C, Herzog H (1975) Klinik und Therapie der Schocklunge. Verh Dtsch Ges Inn Med 81:478
6. Lillehei RC, Longerbeam JK, Block JH, Manax WG (1964) Nature of irreversible shock: experimental and clinical observations. Ann Surg 160:682
7. Lozman J, Dutton R, English M, Powers S (1975) Cardiopulmonary adjustments following single high dosage administration of methylprednisolone in traumatized man. Ann Surg 181:317

8. Morrison J, Reduto L, Pizzarello R, Geller K, Maley T, Gulotta S (1976) Modification of myocardial injury in man by corticosteroid administration. Circulation 53:200
9. Motsay GJ, Alho A, Jaeger T, Dietzman RH, Lillehei RC (1970) Effects of corticosteroids on the circulation in shock: experimental and clinical results. Fed Proc 29:1861
10. Neuhof H, Platt D, Brähler A, Müller P (1977) Die Wirkung von Prednison auf Letalität, Aktivität lysosomaler Enzyme und Hämodynamik bei Endotoxinämie. Intensivmed 14:378
11. Perruchoud A, Kopp C, Herzog H (1977) Klinik und Therapie der Schocklunge. Intensivmed 14:274
12. Rigby RA, Christie JH (1968) Recovery following prolonged gramnegativ shock and shock lung. Am J Med 45:959
13. Schumer W (1976) Steroids in the treatment of clinical septic shock. Ann Surg 184:333
14. Sladen A (1976) Methylprednisolone: pharmacologic doses in shock lung syndrome. J Thorac Cardiovasc Surg 71:800
15. Spellacy WN, Buhi WC, Riggall FC, Holsinger KL (1973) Human amniotic fluic lecithin/sphingomyelin rato changes with estrogen or glucocorticoid treatment. Am J Obstet Gynecol 115:216
16. Wichert P (1977) Therapeutische und prophylaktische Ansatzpunkte bei „Schocklunge". Dtsch Med Wochenschr 102:444
17. Wilson JW (1972) Pulmonary factors produced by septic shock: cause or consequence of shock lung? J Reprod Med 8:307
18. Wilson JW (1972) Treatment or prevention of pulmonary cellular damage with pharmacologic doses of corticosteroids. Surg Gynecol Obstet 134:675
19. Wilson RF, Fisher RR (1968) The hemodynamic effects of massive steroids in clinical shock. Surg Gynecol Obstet 127:769

7.2 Die Bedeutung der Antikoagulantien-Therapie. Blutgerinnung und ARDS: Medikamentöse Angriffspunkte

A. Perruchoud[1], G. Marbet[2], M. Tschan[1], R. Ritz[3] und H. Herzog[1]

Eine physiologische, unbehinderte Blutzirkulation setzt ein intaktes, allerdings labiles Gleichgewicht des Gerinnungssystems voraus mit den sich antagonisierenden Mechanismen von Plasma-Gerinnungsfaktoren und Thrombozyten auf der einen, Gerinnungsinhibitoren und fibrinolytischem System auf der anderen Seite (Abb. 1). Wie bei vielen schweren Krankheiten ist auch beim akuten Atemnotsyndrom des Erwachsenen (ARDS) dieses Gleichgewicht gestört, und zwar sowohl in der initialen Phase wie auch im weiteren Verlauf bis zur Entwicklung von Spätstadien [1, 2, 3, 16, 17].

Die bedeutsamsten Möglichkeiten einer medikamentösen Beeinflussung dieser komplizierten Prozesse sind (Abb. 2):
1. Heparin
2. Fibrinolyse
3. Proteasen-Inhibitor
3. Thrombozytenhemmer.

Heparin

Durch Heparin wird die Reaktion zwischen Antithrombin III und den aktiven Gerinnungsproteasen massiv beschleunigt, so daß eine wirkungsvolle Hemmung des Gerinnungsablaufes entsteht. Dementsprechend zeigt die klinische Erfahrung, daß Heparin in hoher Dosierung (20000–40000 E/24 h) in der Regel das appositionelle Wachstum frischer Thromben verhindert. Wird Heparin in niedriger Dosierung ("low dose" von 10000–15000 E/24 h) verabreicht, so zeigen klinische Untersuchungen der letzten Jahre, daß die Thrombosefrequenz speziell bei frischoperierten Patienten um mehr als 60% gesenkt werden kann [6, 10].

Bei der Entstehung des ARDS im Anschluß an ein Polytrauma, eine schwere Gewebszerstörung, einen hypovolämischen Schock oder eine Sepsis kann eine verstärkte Freisetzung thromboplastischer Substanzen nachgewiesen werden. Interessant sind in diesem Zusammenhang auch Untersuchungen bei Hüftgelenksoperationen, wo im Augenblick der Prothesenfixation eine kurzfristige Erhöhung der thromboplastischen Substanzen mit einer gleichzeitigen Verschlechterung der Lungenfunktionen beobachtet werden konnte [15]. Vermutlich entstehen dabei

---
1 Abteilung für Atmungskrankheiten, Departement für Innere Medizin, Kantonsspital, CH-4031 Basel
2 Gerinnungslabor, Kantonsspital, CH-4041 Basel
3 Abteilung für Intensivmedizin, Departement für Innere Medizin, Kantonsspital, CH-4031 Basel

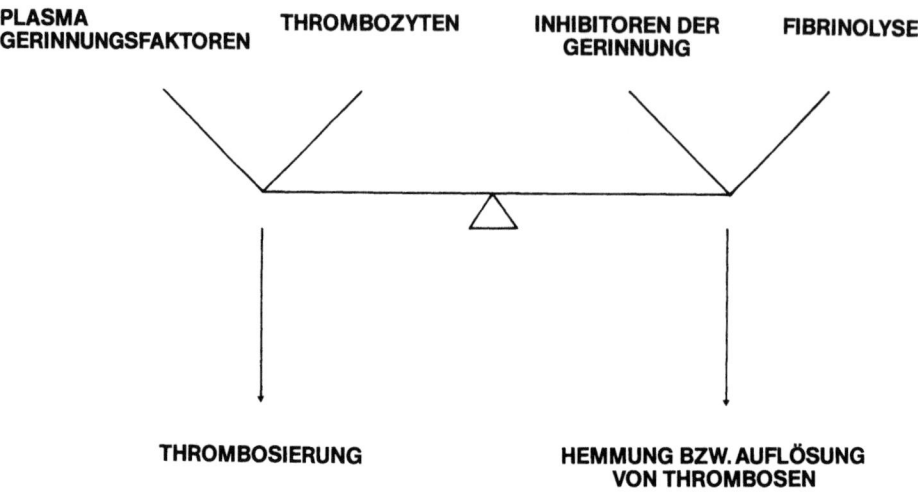

Abb. 1. Schematische Darstellung der Hämostase

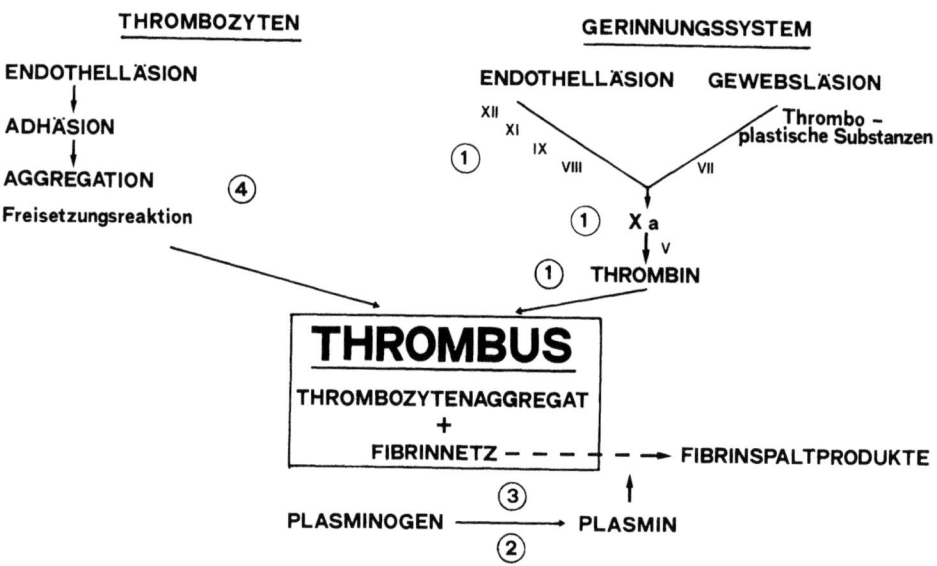

Abb. 2. Schematische Darstellung der Thrombusbildung und Thrombusauflösung. Medikamentöse Angriffspunkte: *1* Heparin, *2* Fibrinolyse, *3* Proteasen-Inhibitoren, *4* Thrombozytenhemmer (s. Text)

pulmonal-kapilläre Mikrothromben, welche normalerweise durch die hohe lytische Aktivität der Lunge in kurzer Zeit wieder verschwinden. Wenn nun aufgrund besonderer Verhältnisse die Konzentration an thromboplastischen Substanzen erhöht bleibt, wird sich eine prolongierte respiratorische Insuffizienz und möglicherweise ein ARDS ausbilden [5, 15]. Bei Abfall der Thrombozytenzahl, Abnahme der aktivierten partiellen Thromboplastinzeit und positivem Äthanol-Test ist eine

Tabelle 1. "Low dose"-Heparinisierung bei langzeitbeatmeten Patienten (1975–1979)

Patienten		
– n = 76		
– Durchschnittsalter 56,2 J.		(14–78)
– Männer 51, Frauen 25		
Gruppe I		
Patienten mit ARDS		n = 32
a) Verstorbene	n = 20	
b) Überlebende	n = 12	
Gruppe II		
Patienten ohne ARDS		n = 44
a) Verstorbene	n = 21	
b) Überlebende	n = 23	

Tabelle 2. Ursachen der respiratorischen Insuffizienz bei langzeitbeatmeten Patienten

n = 76		
Gruppe I		
ARDS		n = 32
Gruppe II		n = 44
– Pneumonien	14	
– Neurologische Prozesse	13	
– Koronare Herzkrankheit	9	
– Status asthmaticus	4	
– Andere	4	

Aktivierung des Gerinnungssystems anzunehmen und der Einsatz von Heparin sinnvoll.

Eine weitere Indikation für die Behandlung mit Heparin beim ARDS ist die thromboembolische Prophylaxe, weil diese Patienten durch Immobilisation wegen multipler Frakturen, postoperativem Wundschmerz, medikamentöser Sedation und Analgesie oder Muskelrelaxation besonders gefährdet sind.

Wir führten bei 76 langzeitbeatmeten Patienten (Tabelle 1) eine thromboembolische Prophylaxe in Form einer Infusion mit 10 000 E Heparin über 24 h durch. Als Ursache der respiratorischen Insuffizienz war bei 32 Patienten (Gruppe I) ein ARDS verantwortlich, und bei 44 Patienten (Gruppe II) lagen andere pulmonale oder extrapulmonale Erkrankungen vor (Tabelle 2). Autoptisch konnte bei der Patientengruppe mit ARDS in 4 von 20 Fällen, bei der Gruppe ohne ARDS in 5 von 21 Fällen eine Lungenembolie nachgewiesen werden. Bei den Überlebenden wurde in beiden Gruppen je 1 Lungenembolie mit klinischen Untersuchungsmethoden festgestellt. Der Unterschied in der Häufigkeit von Lungenembolien zwischen Überlebenden und Verstorbenen dürfte vermutlich durch die ungenügenden diagnostischen Möglichkeiten intra vitam erklärt sein.

Tabelle 3. Häufigkeit von Lungenembolien bei langzeitbeatmeten Patienten

	Durchschnittl. Beatmungsdauer	Fälle mit Lungenembolie
Gruppe I: mit ARDS		
$n = 20^a$	230 h	4 (25%)
$n = 12^b$	512 h	1 (8%)
Gruppe II: ohne ARDS		
$n = 21^a$	216 h	5 (25%)
$n = 23^b$	134 h	1 (4%)

[a] Verstorbene
[b] Überlebende

Der relativ hohe Prozentsatz an autoptisch festgestellten Lungenembolien in beiden Patientengruppen (Tabelle 3) beweist, daß die thromboembolische Prophylaxe mit kleinen Dosen von Heparin beim langzeitbeatmeten Patienten noch unbefriedigend ist. Vermutlich könnte eine Prophylaxe mit höheren Dosen von Heparin die Häufigkeit von Lungenembolien noch weiter senken, wobei mit dieser Form der Prophylaxe allerdings auch häufigere Blutungskomplikationen in Kauf genommen werden müßten.

Fibrinolyse

Bei der Fibrinolyse wird mit Streptokinase oder Urokinase die Aktivierung von Plasminogen zu Plasmin gefördert (Abb. 2), wodurch Fibrin abgebaut wird und Fibrinspaltprodukte entstehen. Während Heparin nur die frische Bildung von Thromben verhindern kann, sind fibrinolytische Substanzen in der Lage, frische oder wenige Tage bestehende Thromben aufzulösen. Die heute gültige klinische Indikation einer fibrinolytischen Therapie ist in der Regel die tiefe Thrombophlebitis und die akute Lungenembolie mit hämodynamisch bedrohlichen Auswirkungen. Als absolute Kontraindikation gelten Verletzungen und Operationen, welche weniger als 10–14 Tage zurückliegen.

Der Einsatz einer Fibrinolyse beim ARDS ist indessen umstritten. Es ist einerseits nicht bewiesen, daß durch die Auflösung der pulmonal-kapillären Mikrothromben das ARDS in seinem Verlauf wesentlich beeinflußt werden kann, zum anderen bestehen immer noch kontroverse Meinungen über das Ausmaß der Mikrothrombosierung [1, 7, 8], und schließlich verfügt die Lunge über eine außerordentlich hohe fibrinolytische Eigenaktivität [5, 9]. Bei den meisten Patienten mit ARDS ist eine Fibrinolyse wegen der zu erwartenden Blutungskomplikation ohnehin nicht zu verantworten. In der Regel handelt es sich ja zumeist um Patienten nach Operationen, Polytraumata oder zumindest mit Punktionsstellen an größeren arteriellen oder venösen Gefäßen.

Eine hypothetische, bisher nicht erprobte Alternative wäre die Stimulation der körpereigenen Fibrinolyseaktivatoren mit Stanozolol oder Aethyloestrenol, welche keine erhöhte Blutungsgefahr verursachen würde [4].

Proteasen-Inhibitoren

Proteasen-Inhibitoren blockieren die Umwandlung von Plasminogen zu Plasmin und hemmen dadurch den fibrinolytischen Vorgang und den Abbau des Fibrins (Abb. 1). Bei Patienten mit ARDS wurden häufig erhöhte Konzentrationen von Fibrinspaltprodukten nachgewiesen, ohne daß bisher ihre pathogenetische Bedeutung geklärt werden konnte [12, 14]. Tierexperimentell konnte man zeigen, daß diese Spaltprodukte auch ohne Bildung intravaskulärer Thromben zu charakteristischen Störungen der Lungenfunktion wie bei einem ARDS führen konnten [11]. Unter der Annahme einer aktivierten Gerinnung als wichtiger pathogenetischer Mechanismus bei der Entstehung des ARDS haben diese Beobachtungen und Überlegungen dazu geführt, Fibrinolyse-Inhibitoren frühzeitig und in prophylaktischer Absicht einzusetzen. Bei Patienten mit traumatischem Schock und multiplen Frakturen konnte angeblich durch die frühzeitige Verabreichung von Fibrinolyse-Inhibitoren (Aprotinin) die Häufigkeit nachfolgender schwerer respiratorischer Insuffizienzen signifikant gesenkt werden [13].

Die vorliegenden Erfahrungsberichte über die prophylaktische Behandlung mit Fibrinolyse-Inhibitoren sind indessen noch zu wenig überzeugend, als daß diese Behandlungsmethode empfohlen werden könnte. Aus pathogenetischer Sicht muß ohnehin dagegen eingewendet werden, daß die Hemmung der Fibrinolyse auch eine Beeinträchtigung der physiologischen und zweifellos wichtigen Schutzmechanismen gegen unerwünschte Fibrinablagerungen bedeutet.

Thrombozytenhemmer

Den Thrombozyten kommt eine zentrale Bedeutung im Rahmen der intravasalen Gerinnungsvorgänge zu (Abb. 2). Verletzungen der Gefäß-Endothelien als auch die Einwirkung von Thrombin führen zur Plättchenaggregation mit Freisetzung gerinnungsaktiver Faktoren und nachfolgender Aktivierung des intrinsic-system.

Durch den häufig beobachteten Abfall der Thrombozyten im Frühstadium des ARDS ist man versucht, den Krankheitsablauf durch den frühzeitigen Einsatz von Thrombozytenhemmern günstig zu beeinflussen. Allerdings haben bis heute die verschiedenen Medikamente, welche eine Thrombozytenaggregation verhindern sollen, zumindest bei der Prophylaxe venöser Thrombosen noch nicht überzeugt. Klinische Untersuchungen und Erfahrungen über eine positive Wirkung von Thrombozytenhemmern beim ARDS liegen bislang noch nicht vor [18, 19, 20].

Schlußfolgerungen

Theoretisch sind zahlreiche medikamentöse Möglichkeiten zur Verhinderung der Hämostase und Mikrothrombosierung bei Patienten mit ARDS denkbar. Die potentiell wirksamsten Maßnahmen scheitern indessen an der praktischen Durchführbarkeit, da sie mit dem Risiko bedrohlicher Blutungskomplikationen verbunden sind. Außerdem ist bisher nicht schlüssig bewiesen, daß dadurch die Entstehung oder der Verlauf eines ARDS günstig beeinflußt oder sogar verhindert werden kann.

Lediglich bei nachgewiesener aktivierter Gerinnung und als thromboembolische Prophylaxe ist die Verabreichung von Heparin in gerinnungshemmender Dosierung zu empfehlen.

Literatur

1. Bachofen M, Weibel ER (1977) Alterations of the gas exchange apparatus in adult respiratory insufficiency associated with septicemia. Am Rev Respir Dis 116:589–615
2. Bone RC (1978) Treatment of adult respiratory distress syndrome with diuretics, and positive end-expiratory pressure. Crit Care Med 6:136–139
3. Bone RC, Francis PB, Pierce AK (1976) Intravascular coagulation associated with the adult respiratory distress syndrome. Am J Med 61:585–589
4. Browse NL (1978) Natural fibrinolysis. Am Heart J 95:417–419
5. Duckert F, Marbet GA (1977) Les fonctions métaboliques du poumon. Rev Méd 18:1683–1689
6. Gallus AS, Hirsch J, Tuttle R, Trebilcock R, O'Brian S, Carrol J, Minden J, Hudecki S (1973) Small subcutaneous doses of heparin in prevention of venous thrombosis. N Engl J Med 288:545–551
7. Hill JD, Ratcliff JL, Parrott JC, Lamy M, Fallat RJ, Koeniger E, McGee Yaeger E, Whitmer G (1976) Pulmonary pathology in acute respiratory insufficiency: Lung biopsy as a diagnostic tool. J Thorac Cardiovasc Surg 71:64–71
8. Juliano JC (1978) Adult respiratory distress syndrome. Respir Ther 8:101–102
9. Junod AF (1975) Metabolism, production and release of hormones and mediators in the lung. Am Rev Respir Dis 112:93–108
10. Kakkar VV, Corrigan TP, Frossard DP (1975) Prevention of fatal postoperative pulmonary embolism by low doses of heparin. An international multicentre trial. Lancet 2:45–51
11. Lutermann A, Manwaring D, Curreri PW (1977) The role of fibrinogen degradation products in the pathogenesis of the respiratory distress syndrome. Surgery 82:703–709
12. McManus WF, Eurenius K, Pruitt BA (1973) Disseminated intravascular coagulation in burned patients. J Trauma 13:416
13. McMichan JC, Rosengarten DS, McNeur JC, Philipp E (1976) Die posttraumatische Lungeninsuffizienz: Definition, Diagnose und Behandlung. Eine Doppelblindstudie. Med Welt 27:2331–2341
14. Meyers A (1972) Fibrin split products in the severely burned patient. Arch Surg 105:404
15. Modig J (1977) Posttraumatic pulmonary microembolism–pathophysiology and treatment. Ann Clin Res 9:164–172
16. Perruchoud A, Kopp C, Herzog H (1977) Klinik und Therapie der Schocklunge. Intensivmed 14:274–283
17. Petty TL, Ashbaugh DG (1971) The adult respiratory distress syndrome. Chest 60:233–239
18. Weiss HJ (1978) Antiplatelet therapy I. N Engl J Med 298:1344–1347
19. Weiss HJ (1978) Antiplatelet therapy II. N Engl J Med 298:1403–1406
20. Ziment I (1978) Causes and prevention of acute respiratory distress syndrome in the adult. Respir Care 23:1087–1091

7.3 Veränderungen des Surfactant-Systems beim ARDS: Pathogenese und Therapie

P. M. Suter[1] und J. P. Gardaz[1]

Pathophysiologie

Die Funktion der oberflächenaktiven Substanz, des „Surfactant", und die chemische Zusammensetzung der Lungenspülflüssigkeit sind bei Patienten mit ARDS gestört [1, 12, 16]. Die folgenden Faktoren spielen in der Ätiologie dieser Funktionsstörung eine Rolle:

1. Die Synthese des Surfactant in Pneumozyten II ist durch metabolische Störungen, verursacht durch Veränderungen im Lungenkreislauf, sowie durch Atelektasen und ein interstitielles Lungenödem vermindert [13].

2. Der Verlust oder der Verbrauch von oberflächenaktiver Substanz wird durch die Ausbildung eines alveolären Ödems erhöht [13]. Die maschinelle Beatmung mit den heute gebräuchlichen Atemzugvolumen von 12–15 ml/kg Körpergewicht kann das Surfactant-System beeinflussen [4, 8]. Dies ist durch eine Verminderung der Lungencompliance, der Stabilität des Lungengewebes, der Totalkapazität und Veränderungen der chemisch-physikalischen Eigenschaften der Lungenspülflüssigkeit charakterisiert [5]. Eine intermittierende passive Überblähung der Lunge ("sigh") verstärkt diese Störungen. Als pathophysiologische Mechanismen werden ein erhöhter Katabolismus, ein Austritt aus der Alveole in den Bronchialbaum oder eine mechanische Zerreißung des oberflächenaktiven Films vermutet [3, 4, 8]. Die Beibehaltung eines positiven end-exspiratorischen Druckes (PEEP) verhindert diese Funktionseinschränkungen des Surfactant in vitro [4] und in vivo [18]. Es wird allerdings bei beiden Beatmungsformen, d. h. bei Ventilation mit und ohne PEEP, eine vermehrte Produktion und Sekretion des Surfactant in Alveolen und Atemwege beobachtet [3, 18], wobei aber das Druck-Volumen-Diagramm der Lunge nach einer Ventilation ohne PEEP pathologisch verändert ist, nach einer Beatmung mit PEEP hingegen normal bleibt. Diese Resultate mit PEEP lassen vermuten, daß die Beibehaltung von erhöhten Atemwegsdrucken und Lungenvolumen einen Kollaps des oberflächenaktiven Films und seine Inaktivierung durch einen chemischen Abbau verhindert [18].

3. Eine funktionelle Störung der oberflächenspannungsregulierenden Phospholipide ist häufig bei Patienten mit ARDS. Das interstitielle Lungenödem führt zu einer Kollapstendenz von Alveolen und peripheren Atemwegen. Ein alveoläres Ödem verursacht eine Verdünnung des Surfactant und vermindert dadurch seine Wirkung [13]. Eine Schädigung der Lungenkapillarwand liegt in gewissen Stadien des ARDS vor, und dies verursacht einen Austritt von Proteinen aus den

---

1 Soins Intensifs Chirurgicaux, Institut d'Anesthésiologie, CH-1211 Genève

Lungenkapillaren in das Interstitium und die Alveolen. Dabei wird das Surfactant-System durch die Proteine inaktiviert [10].

Diese qualitativen Veränderungen sind verantwortlich für ein pathologisches Druck-Volumen-Verhalten der Lunge zu einem Zeitpunkt, wo noch keine quantitativen biochemischen Veränderungen feststellbar sind [1, 11, 17]. Petty et al. [12] sowie von Wichert u. Kohl [16] haben bei Untersuchungen an Lungen von Patienten, welche an einer „Schocklunge" verstorben waren, ein pathologisches Druck-Volumen-Diagramm im Sinne einer stark erniedrigten Compliance und zudem biochemische Anomalien der Lungenspülflüssigkeit nachgewiesen.

Therapeutische Ansatzpunkte

Für die Behandlung dieser Störungen des Surfactant-Systems bei ARDS stehen begrenzte therapeutische Möglichkeiten zur Verfügung. Diese lassen sich in 3 Gruppen einteilen:

1. Eine Behebung der Grundstörung muß in allen Fällen angestrebt werden. Das Kreislaufversagen wird mit einer Korrektur des intravaskulären Volumens sowie mit herz- und gefäßaktiven Substanzen angegangen, um die zirkulatorischen und metabolischen Störungen im Lungengewebe zu beheben. Die als Folge von Schock, Kapillarwandschaden und Surfactant-Störung entstandenen Atelektasen und das interstitielle Lungenödem müssen behandelt werden, um die Funktion der oberflächenaktiven Substanz wiederherzustellen.

2. Eine medikamentöse Beeinflussung der Synthese und der Funktion des Surfactant ist von mehreren Forschungsgruppen versucht worden. Shannon et al. haben durch eine Inhalationstherapie mit Lecithin eine Verbesserung des Druck-Volumen-Verhaltens der Lunge erreichen können [14]. Bromhexin und dessen Metaboliten VIII sind von zahlreichen Autoren als Stimulator des Surfactant-Systems empfohlen worden. Beim Kaninchen führt die intravenöse Gabe von Bromhexin zu einer Erhöhung des Phospholipidgehaltes der Lunge [15]. Merker u. Zimmermann haben im Zellkulturpräparat eine Neubildung von Pneumozyten II aus Epithelzellen unter Bromhexin-Therapie gezeigt [9]. Bei der Ratte führt diese Behandlung zu einer Vermehrung der Lamellenkörperchen in den Pneumozyten II, welche als Produktionsstätte des Surfactant angesehen werden [6]. Lorenz et al. beobachteten eine signifikante Zunahme von Lecithingehalt und Lecithin-Sphingomyelin-Quotient im Fruchtwasser durch eine intravenöse Behandlung mit Bromhexin-Metabolit VIII beim Menschen [7]. Bei Erwachsenen liegen bis heute keine schlüssigen Ergebnisse vor, welche eine Verbesserung der Surfactant-Funktion durch Bromhexin oder ein anderes Medikament zeigen.

3. Die künstliche Beatmung ermöglicht einen rein mechanischen Ersatz der oberflächenaktiven Substanz durch die Aufrechterhaltung eines kontinuierlich positiven Druckes in den Atemwegen und Alveolen. Durch diesen positiven Druck wird dem Kollabieren der Alveolen, der Atelektasenbildung und der Verminderung des Lungenvolumens entgegengewirkt, eine Aufgabe, welche normalerweise vom oberflächenaktiven Film übernommen wird. Zudem stimuliert die Blähung der Lunge die Sekretion des Surfactant [2], und die Anwendung von PEEP verringert auch den Verlust dieser Substanz aus den Alveolen in den Bronchial-

baum [3]. Das Niveau des end-exspiratorischen Druckes wird dabei so gewählt, daß einerseits eine möglichst gute Entfaltung der Lunge gewährleistet wird und andererseits die Herz-Kreislauf-Funktion nicht entscheidend beeinträchtigt wird. Das Atemzugvolumen soll nicht zu klein und nicht zu groß gewählt werden, da sowohl kleine als auch sehr große Hubvolumen zu einer schlechten Funktion und einem vermehrten Umsatz des Surfactant führen [4, 18, 19].

Schlußfolgerungen

Es steht heute keine spezifische Therapie des Mangels oder der Funktionsstörungen des Surfactant beim Patienten mit ARDS zur Verfügung. Die Behandlung ist dementsprechend rein symptomatisch: Behebung des Kreislaufversagens, Entfaltung der atelektatischen Lungenbezirke und Sicherstellung des pulmonalen Gasaustausches. Eine Beatmung mit PEEP stimuliert die Synthese von Surfactant, vermindert den Verlust in den Bronchialbaum und bietet einen mechanischen Ersatz für die oberflächenaktive Substanz.

Literatur

1. Benzer H (1975) Oberflächenspannung in der Lunge und Schocklunge. Verh Dtsch Ges Inn Med 81:455–462
2. Faridy EE (1976) Effect of distension on release of surfactant in excised dogs' lungs. Respir Physiol 27:99–114
3. Faridy EE (1976) Effect of ventilation of movement of surfactant in airways. Respir Physiol 27:323–334
4. Faridy EE, Permutt, S, Riley RL (1966) Effect of ventilation on surface forces in excised dogs' lung. J Appl Physiol 21:1453–1462
5 Forrest JB (1972) The effect of hyperventilation of pulmonary surface activity. Brit J Anaesth 44:313–320
6. Gil J, Thurnheer, U (1971) Morphometric evaluation of ultrastructural changes in type II alveolar cells of rat lung produced by bromhexine. Respiration 28:438–456
7. Lorenz U, Rüttgers H, Fux, G, Kubli F (1974) Fetal pulmonary surfactant induction by bromhexine metabolite VIII. Am J Obstet Gynecol 119:1126–1128
8. McClenahan JB, Urtnowski A (1967) Effect of ventilation on surfactant and its turnover rate. J Appl Physiol 23:215–220
9. Merker HJ, Zimmermann B (1969) Elektronenmikroskopische Untersuchungen über die Wirkung von Bisolvon auf das Lungenepithel von Hühnerembryonen in der Kultur. Beitr Klin Tuberk 139:155–169
10. Morgan RE (1971) Pulmonary surfactant. N Engl J Med 284:1185–1193
11. Moss GS, Newson B TK das Gupta (1975) The normal electron histochemistry and the effect of hemorrhagic shock on the pulmonary surfactant system. Surg Gynecol Obstet 140:53–58
12. Petty TL, Reiss OK, Paul GW, Silvers GW, Elkins ND (1977) Characteristics of pulmonary surfactant in adult respiratory distress syndrome associated with trauma and shock. Am Rev Respir Dis 115:531–536
13. Said SI, Avery ME, Davis RK, Banerjee CM, Gohary EL (1965) Pulmonary surface activity in induced pulmonary edema. J Clin Invest 44:458–464

14. Shannon DC, Kazemi H, Merrill EW, Smith KA, Wong PS-L (1970) Restoration of volume-pressure curves with a lecithin fog. J Appl Physiol 28:470–473
15. Wichert P von, Kohl FV (1971) Die Wirkung von Bromhexine auf den Phospholipidgehalt der Kaninchenlunge. Pneumologie 144:323–327
16. Wichert P von, Kohl FV (1977) Decreased dipalmitoyllecithin content found in lung specimens from patients with so-called shock-lung. Intensive Care Med 3:27–30
17. Wichert P von, Wilke, A, Gärtner U (1975) Modellstudie zur sogenannten Schocklunge. Anaesthesist 24:78–83
18. Wyszogrodski I, Kyei-Aboagye K, Taeusch HW, Avery ME (1975) Surfactant inactivation by hyperventilation: conservation by end-expiratory pressure. J Appl. Physiol 38:461–466
19. Young SL, Tierney DF, Clements JA (1970) Mechamism of compliance change in excised rat lungs at low transpulmonary pressures. J Appl Physiol 29:780–785

8 Zusammenfassung und Ausblick

G. WOLFF[1], R. KELLER[2] und P. M. SUTER[3]

Aus der Sicht des Klinikers ist das ARDS ein Syndrom mit einheitlicher klinischer Symptomatik, typischem Verlauf und charakteristischen radiologischen Veränderungen.

Das ARDS ist stets eine sekundäre Erkrankung, d. h. eine Folgeerscheinung und Komplikation eines anderen primär meist extrapulmonalen Grundleidens. Es wird sowohl im chirurgischen als auch im internistischen Krankengut beobachtet. Zahlreiche Ursachen können zu diesem Krankheitsbild führen: So kann ein ARDS beispielsweise nach einem Polytrauma mit hypovolämischem Schock und der dabei obligaten Fettembolie, aber auch im Ablauf einer Sepsis beobachtet werden. Nach keiner der bekannten Ursachen kommt es aber gesetzmäßig zur Entwicklung des ARDS. Dies weist darauf hin, daß zusätzlich prädisponierende Veränderungen vorliegen müssen, wie beispielsweise low flow syndrome, Übertransfusion, Überwässerung oder Ventilationsstörungen mit erniedrigtem Lungenvolumen.

Die Kette der pathophysiologischen Veränderungen könnte ihren Ursprung in zellulären Veränderungen oder in einer Komplement-Aktivation nehmen. Die erste morphologisch faßbare Veränderung ist jedoch der Plasmaaustritt aus einer akut überpermeabel gewordenen Lungenkapillare: das sog. "capillary leakage". Im Anschluß an diese exsudative Phase wird durch verstärkte Umwandlung der dünnen und großflächigen Alveolarepithelzellen des Typs I in voluminöse und dicht aneinanderliegende kuboide Alveolarzellen des Typs II die proliferative Phase eingeleitet. Der Gasaustausch ist gestört, weil ein abnormes regionales Verhältnis von Perfusion und Ventilation zunächst den intrapulmonalen Rechts-links-Shunt vergrößert. Mikrothrombosierungen sind ein häufiges Begleitphänomen und verantwortlich für den Anstieg der Totraumventilation, teilweise aber auch für den erhöhten pulmonal-vaskulären Strömungswiderstand. Sowohl die pulmonale Compliance als auch die funktionelle Residualkapazität sind vermindert.

Am Krankenbett können diese Zeichen einer „restriktiven" Atemfunktionsstörung auch ohne aufwendige technische Einrichtung an der Erniedrigung der Vitalkapazität (bei Spontanatmung) und an der Verminderung der effektiven Compliance (unter Beatmung) verfolgt werden. Die Störung des Gasaustauschs äußert sich in einer progredienten Hypoxämie infolge Zunahme der venösen Beimischung, welche in ihrem Verlauf nur durch wiederholte Gasanalysen des arteriellen Blutes verfolgt werden kann; die Blutgasanalysen sollten dazu, wenn immer möglich, unter Raumluftatmung durchgeführt werden.

---
1 Abteilung für Intensivmedizin, Departement für Chirurgie, Kantonsspital, CH-4031 Basel
2 Medizinische Klinik, Kantonsspital, CH-5001 Aarau
3 Soins Intensifs Chirurgicaux, Institut d'Anesthésiologie, CH-1211 Genève

Das ARDS entsteht als spezifische Reaktion der Lunge auf verschiedene unspezifische Noxen. Solange diese spezifische Reaktion nicht direkt beeinflußt werden kann, muß dem Kliniker die Prophylaxe ans Herz gelegt werden: Beim Polytrauma-Patienten ist insofern eine echte Prophylaxe möglich, als Risikofaktoren bekannt sind und eliminiert werden können. Bei der Sepsis ist eine frühzeitige Erkennung und eine aggressive Therapie entscheidend. Aber selbst wenn nach Sepsis oder Trauma die Entwicklung des ARDS schon begonnen hat, verspricht vor allem die Überdruckbeatmung mit positiv end-exspiratorischem Druck (CPPV), kombiniert mit der definitiven Sanierung des septischen Herdes oder der Beseitigung aller disponierender Traumafolgen eine erfolgreiche Behandlung. Entscheidend für die Prognose ist der frühzeitige Einsatz dieser Maßnahmen. Grundsätzlich ist auch im späten Stadium des ARDS eine Heilung und sogar eine Restitutio ad integrum möglich; diese Tatsache rechtfertigt auch bei weit fortgeschrittenem ARDS den Einsatz maximaler intensivtherapeutischer Maßnahmen im Einzelfall. Progressive pulmonale Hypertonie mit Rechtsherzversagen, zunehmende respiratorische Insuffizienz trotz optimaler Beatmungstherapie und rezidivierende broncho-pulmonale Infektionen mit zumeist opportunistischen Keimen sind vorläufig aber noch allzu häufig verantwortlich für den letalen Ausgang des etablierten ARDS.

Eine kausale Therapie würde vermutlich in einer Verhinderung des "capillary leakage" bestehen. Zur Zeit sind allerdings keine wirksamen Kausal-Maßnahmen bekannt, und es bleibt zu hoffen, daß die Grundlagenforschung in absehbarer Zeit neue, therapeutisch nutzbare Erkenntnisse erbringen wird.

Sachverzeichnis

Acinetobacter 99
adult respiratory distress syndrome 1
Alveolarepithelzellen, Typ 1 22
Alveolartotraumbelüftung 73
Analgetika 85
Antibiotika 87
ARDS 1
–, hämodynamische Störungen 60
–, morphologische Veränderungen beim 19
– nach Peritonitis 39
– nach Pneumonie 39
– nach Sepsis 39
–, posttraumatisch 6
–, Rückbildung des 107
Aspiration 4, 85, 98
Atelektase 86
–, kongestiv 1
Atemfrequenz 87
Atemmechanik 66
Atemwegswiderstand 69
Atemzugvolumen 66
Ätiologie des posttraumatischen ARDS 6

Basalmembran 21
Beatmung 60, 86, 102
–, maschinell 63
–, primär 89
Beatmungslunge 1
Beatmungsmaschine 89
Bedarfs-Herzindex 51
Behandlungstaktik 79
Bewußtseinstrübung 13
Bronchialsekret, Aspekt des 5

Candida 100
capillary leakage 123
Chemotherapie 102
Cholostase, intrahepatisch 13
Compliance 13, 66, 87, 123
–, effektive 105

–, statische 64, 66, 69
Corticoide 87
CPPV 61

Da Nang lung 3
Dauerbeatmung 84
Diurese 56
Diuretika 55
Dopamin 64
dritter Raum 54
Druck, intrathorakal 63
–, kolloid-osmotisch 59
Druckgradient, transpulmonal 89
Druckkurve, arteriell 48
Druck-Volumen-Diagramm 69

EMCO 60
E. coli 100
Epiduralanästhesie 93
Ertrinken 5
Extra Corporal Membrane Oxygenation 60
Extubation 59, 70

Fettembolie 93
Fettemboliesyndrom 79, 93
Fibrinolyse 113, 116
–, intrapulmonal 33
Fibrose 60
Fluß, inspiratorisch 86
Flüssigkeitsbilanz 56
Frakturen 90
Frischblut 82
Frischplasma 81
Furosemid 80

Gallenabfluß 63
Gasaustausch 50
Gasvergiftung 5
Gerinnung 81
Gewebstrauma 79

Hämodialyse 16
Hämodilution 82

Hämolyse 13
Hämophilus 99
Heparin 110, 113
Herzzeitvolumen 50, 60, 63
Hyperkapnie 61
Hypertension, pulmonal 60, 85
–, pulmonal-vaskulär 86
Hyperventilation, alveolär 68
Hypothermie 60
Hypovolämie 80
Hypoxämie 51, 61, 68, 86, 105

Infektion, broncho-pulmonal 98
–, sekundär bakteriell 95
Inflation hold 88
inotrop 64
Inspirium 87
Interalveolarsepten 21
intrapulmonaler Rechts-links-Shunt 50, 72

Kapillarschaden 3
Klebsiellen 99
kolloid-osmotischer Druck 59
Koma 16, 86
Komplement-Aktivation 123
Komplikationen, extrapulmonale 106
Konsolidation 29
Kortikosteroide 99, 104, 109

Leberfunktion 63
Letalität 98
Linksherzinsuffizienz 42, 59
low flow syndrome 48, 49
Lungenembolie 115
Lungenkontusion 4, 98
Lungenmechanik 64, 69
Lungenödem 66
–, neurogen 3

Mannitol 80
Membran, hyalin 29

Membran-Oxygenation 60
Mendelson-Syndrom 4
Meßwerte, praktische 77
Methylprednisolon 109
Mikropinozytose 36
Mikrothrombi 36
Mobilisation 79
Modell, experimentell 33
morphologische Veränderungen beim ARDS 19

Narkose 84
Niereninsuffizienz 13, 80

Oberflächenspannung 68
Ödem, eosinophil 29
–, interstitiell 29, 66
Oligurie 80
Operabilität 83
Osteosynthesen, frühe 79

Pancuronium 84
PEEP 13, 63, 67, 69, 87, 104, 119
Peritonitis 39
Permeabilitätsstörung 36
Pilzinfektion 99
Plasminogen 117
Plateau, inspiratorisch 88
Pneumokokken 99
Pneumonie 39, 96
–, bakteriell 102
–, posttraumatisch 1
–, primär 102
Pneumozyten, Typ II 22, 29

Polypnoe 68
Polytrauma 90, 98, 113
post-transfusion lung 3
progressive pulmonary consolidation 3
Prophylaxe 94, 124
Proteasen-Inhibitor 113
Pseudomonas 99
Puls, paradoxer 49

Quotient, aorto-pulmonal 47

Rechtsherzinsuffizienz 59
Rechts-links-Shunt, intrapulmonal 50, 72
Residualkapazität, funktionell 66
Resistenzverminderung 69
respiratorische Insuffizienz 93
Retention von Wasser 63
reserved paradoxe pulse 49
Rippenserienfrakturen 98
Röntgenbild 5

Schock 37, 51, 66, 85, 86
–, hypovolämisch 113
–, septisch 13
Schocklunge 1, 38
Schockniere 13, 80
Sedation 84
Sekundärinfektion 98
Sepsis 13, 22, 39, 113
Septikämien 98
Septum, Verschiebung des 63
Serratien 99
Sopor 16

Spontanatmung 59
Staphylococcus aureus 99
Streptokokken 99
Surfactant 66
Systemkreislauf, Widerstand im 59

Thermodilutions-Ballonkatheter 59
Thrombin 117
Thrombozyten 109
Thrombozytenhemmer 113
Thrombozytenzahl 104
Totraum, funktionell 72
Totraumquotient 70
Totraumventilation 60
Trauma 51
traumatic wet lung 3
Transfusion, endogen 55

Untersuchungen, experimentell 33

V_D/V_T 67
Verbrauchskoagulopathie 85
–, posttraumatisch 81
Vitalkapazität 67, 70, 86, 123

Wasserbilanz, negativ 55
Wasserretention 63
Widerstand, pulmonal-vaskulär 45, 59
–, system-vaskulär 59
Widerstand im Systemkreislauf 59
Widerstandsquotient 46

G. Wolff

Die künstliche Beamtung auf Intensivstationen

Unter Mitarbeit von E. Grädel, D. Gasser

2., neubearbeitete Auflage. 1977. 79 Abbildungen, 6 Tabellen. XVII, 223 Seiten
DM 24,–; approx. US $ 13.20
ISBN 3-540-08384-7

Inhaltsübersicht: Die Untersuchung des beatmeten Patienten. – Die Interpretation der Befunde. – Der Beatmungsweg. – Die differenzierte Beatmung. – Besondere Gefahren der mechanischen Beatmung und ihre Vermeidung. – Der Übergang zur Spontanatmung und die Extubationsbereitschaft. – Extubation. – Die Indikation zur Intubation. – Literaturverzeichnis. – Übersichtsarbeiten. – Sachverzeichnis.

In der 2. Auflage wurden die Untersuchungsmethoden und Grundlagen den Erkenntnissen der letzten zwei Jahre angepaßt. Entsprechend den Erfahrungen dieses Zeitraumes sind in der differenzierten Beatmung für verschiedene Maßnahmen die Indikationen schärfer gefaßt worden. Die Entwicklungen der Weaning-Phase durch „intermittent mandatory ventilation" (IMV) und „continous positive airway pressure" (CPAP) und ihrer Varianten sind in den vergangenen Jahren eindeutig aus dem Stadium des klinischen Experimentierens herausgewachsen und dürfen dem Patienten nicht mehr vorenthalten werden. Namentlich, da auch die Konstrukteure von Beatmungsgeräten mit nur geringer zeitlicher Verzögerung diese Methoden zunehmend anbieten. Diese neuen Verfahren sind deshalb in der 2. Auflage ebenfalls besprochen worden.

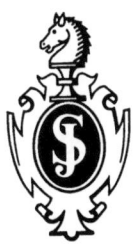

Springer-Verlag
Berlin
Heidelberg
New York

G. Wolff
Atmung und Beatmung

Ein Leitfaden für Schwestern und Pfleger

Unter Mitarbeit von E. Grädel, H. Balmer

2., neubearbeitete Auflage. 1978. 31 Abbildungen, 2 Tabellen. VI, 42 Seiten
DM 28,80; approx. US $ 15.80
Mengenpreis ab 20 Exemplare:
DM 23,–; approx. US $ 12.70
ISBN 3-540-09062-2

Inhaltsübersicht: Die Aufgabe von Kreislauf und Atmung. – Die Beobachtung der Atmung. – Der freie Atemweg. – Anatomische und physikalische Grundlagen der Atmung. – Die Blutgasanalyse. – Funktionelle Grundlagen der Atmung. – Die mechanische Beatmung. – Atmung-Beatmung: Der fließende Übergang. – Die Überwachung des beatmeten Patienten. – Die Pflege des beatmeten Patienten. – Die Spontanatmung des intubierten Patienten. – Der extubierte Patient. – Sachverzeichnis.

Dieses Buch ist eine leicht verständliche Darstellung der Atmungsbewegungen, der Ventilatoren und des Gasaustausches in der Lunge. Es gibt eine Einführung in die Gasaustauschstörungen und beschreibt Übungen, die das Verstehen und Interpretieren von Blutgasanalysen erlauben. Die verschiedenen Systeme der mechanischen Beatmung, ihre unterschiedliche Anwendung und Überwachung werden besprochen und die Grundlagen der sorgfältigen Pflege von künstlich beatmeten Patienten erläutert.
In Erweiterung der 1. Auflage werden nun auch die neuen Möglichkeiten der Kombination von Spontanatmung und Beatmung besprochen (IMV, IDV, CPAP).

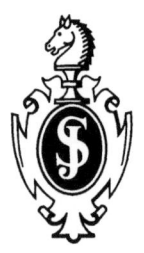

Springer-Verlag
Berlin
Heidelberg
New York

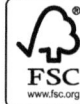

MIX
Papier aus verantwortungsvollen Quellen
Paper from responsible sources
FSC® C105338

If you have any concerns about our products,
you can contact us on
ProductSafety@springernature.com

In case Publisher is established outside the EU,
the EU authorized representative is:
**Springer Nature Customer Service Center GmbH
Europaplatz 3, 69115 Heidelberg, Germany**

Printed by Libri Plureos GmbH
in Hamburg, Germany